薬剤師がすすめる

ビタミン・ミネラルの使い方

第2版

福井 透 編著

丸善出版

まえがき

食事が健康に大きな影響を与える。
食事の内容によって病気になり、或いは知らないうちに予防されている。
この数年、野菜や果物に含まれるフラボノイド類の研究が進み、成人病予防に野菜、果物の摂取を増やすように薦められている。
脂肪の選び方もまた、健康を大きく左右するようだ。
脂肪の過剰、特に飽和脂肪の摂取過剰がガンを始めとする成人病にかかるリスクを高めることが指摘される。
リノール酸系の植物油の摂りすぎはまた、これから誘導されるプロスタグランジンがアレルギーや発ガンを促すと考えられている。

現代の食事は豊かで、ビタミンとミネラルの欠乏症は見られないと言われているが僅かな欠乏状態にある人が、非常に多いように思われる。
僅かな欠乏状態は、体内の代謝が不完全となり、必要なものが生産できず、不用なものが蓄積されて、多くの病気の誘因となっていると推測される。

ビタミン、ミネラルの僅かな欠乏状態は、疲れやすい、やる気が出ない、ゆううついらいらする、よく眠れないなど不定愁訴を訴える、栄養不足とは気付きにくい。
こんな時、隠れた病気を考えて医療機関を訪れ、診断を受けることは大切だが、同時にマルチビタミン剤をのんで様子を見ることも薦めたい。

健康が大切なことは病気になって初めてわかる。
なるまえに病気を予防することが、もっと重要である。
未病とは病気を未然に防ぐことだが、それには、良い食事と生活習慣が基本ではなかろうか、また、日常、十分に摂りにくいビタミンやミネラルをサプリメントとして補うのも良い手段と考える。

サプリメントの選び方で基本的なことは、まずマルチビタミン剤をベースとしてこれに、成人病予防の意味で、抗酸化栄養素のビタミンC、Eを足してみたい。
更年期女性には、カルシウムとマグネシウムが大切かも知れない。
感染やガンを予防するには、免疫を高めるサプリメントを補給したい。
加齢により生体に不足しがちなコエンチームQ、カルニチンも考慮し、高齢者の精神的肉体的不調には、ビタミンB群、特にB12と葉酸、亜鉛などの補給も考えたい。

本書は平成8年に初版が発行されたが、食品成分表が五訂に改正されたのを機会に含有量表を改め、ビタミン、ミネラルの最新の栄養情報を取り入れて書き直した。
健康のため、少しでもご参考になれば、幸甚である。

福井 透

目次(1)

項目	ページ	項目	ページ
栄養と病気	1	ビタミンDを使ってみたい	41
アメリカ西洋食100年の変化	2	ビタミンEのお話	42
健康のための食品は	3	ビタミンE欠乏で起こりやすい症状	43
ビタミン	4	ビタミンEを使ってみたい	44
ミネラル	5	活性酸素のお話	45
玄米、半つき米、胚芽米、白米の栄養素比較	6	活性酸素の発生	46
ビタミン摂取量と健康レベル	7	活性酸素の生成と消去	47
サプリメントは有用か	8	酸化LDLと動脈硬化	48
ビタミン療法	9	生体抗酸化物質とその働き	49
マルチビタミン剤を選ぶ	10	CoQのお話	50
マルチビタミン剤とは(1)	11	CoQと電子伝達系	51
マルチビタミン剤とは(2)	12	CoQ欠乏で起こりやすい症状	52
ビタミンとミネラルの必要量比較表	13	CoQを使ってみたい	53
ビタミンとミネラルの毒性	14	コエンチームQを多く含む食品	54
タンパク質のお話	15	ビタミンKのお話	55
優れたタンパク質	16	ビタミンK欠乏で起こりやすい症状	56
タンパク質を使ってみたい	17	ビタミンKを使ってみたい	57
肌の美しさとは	18	酵素のお話	58
素肌美と栄養	19	エネルギー代謝	59
糖質のお話	20	ビタミンB群製剤	60
糖質と健康	21	ビタミンB群を使ってみたい	61
低血糖症のお話	22	ビタミンB1のお話	62
糖尿病のお話	23	B1欠乏で起こりやすい症状	63
糖尿病と合併症の予防	24	ビタミンB1の摂取量分布	64
脂質のお話	25	ビタミンB1を使ってみたい	65
脂質と健康1	26	ビタミンB2のお話	66
脂質と健康2	27	脂肪酸の分解(β酸化)	67
動脈硬化指数と血栓形成指数	28	B2欠乏で起こりやすい症状	68
EPA・DHA含有量	29	ビタミンB2を使ってみたい	69
プロスタグランジン	30	ビタミンB3のお話	70
エイコサノイドとPAFの生成	31	B3欠乏で起こりやすい症状	71
アラキドン酸代謝と鎮痛剤	32	ビタミンB3を使ってみたい	72
代表的なエイコサノイドの生理活性	33	ビタミンB5のお話	73
ビタミンAのお話	34	B5欠乏で起こりやすい症状	74
ビタミンA欠乏で起こりやすい症状	35	ビタミンB5を使ってみたい	75
ビタミンAを使ってみたい	36	ストレスのお話	76
ビタミンAの摂取量分布	37	ストレスの影響	77
β-カロチンのお話	38	ストレスと栄養	78
ビタミンDのお話	39	ビタミンB6のお話	79
D欠乏で起こりやすい症状	40	アミノ酸の構造と代謝	80

目次(2)

項目	ページ
B6欠乏で起こりやすい症状	81
ビタミンB6を使ってみたい	82
ビタミンB12のお話	83
B12欠乏で起こりやすい症状	84
ビタミンB12を使ってみたい	85
葉酸のお話	86
葉酸欠乏で起こりやすい症状	87
葉酸を使ってみたい	88
ビオチンのお話	89
ビオチン欠乏で起こりやすい症状	90
ビオチンを使ってみたい	91
カルニチンのお話	92
カルニチンを使ってみたい	93
コリンのお話	94
コリン欠乏で起こりやすい症状	95
コリンを使ってみたい	96
イノシトールのお話	97
イノシトール欠乏で起こりやすい症状	98
イノシトールを使ってみたい	99
レシチンのお話	100
リポタンパク質	101
レシチンを使ってみたい	102
ビタミンCのお話(1)	103
ビタミンCのお話(2)	104
ビタミンE、Cの活性酸素消去系	105
ビタミンC欠乏で起こりやすい症状	106
ビタミンCを使ってみたい	107
免疫のお話	108
免疫系の細胞	109
免疫の基本的な応答	110
免疫とビタミン	111
免疫とミネラルその他	112
フラボノイドのお話	113
カルシウムのお話	114
Caの働き情報伝達	115
カルシウム不足と病気	116
骨粗鬆症の話	117
カルシウムの摂取量分布	118
カルシウム欠乏で起こりやすい症状	119
カルシウムを使ってみたい	120
マグネシウムのお話	121
マグネシウム欠乏で起こりやすい症状	122
マグネシウムを使ってみたい	123
カリウムのお話	124
カリウム欠乏で起こりやすい症状	125
カリウムを使ってみたい	126
鉄のお話	127
鉄タンパク質	128
鉄の摂取量分布	129
鉄欠乏で起こりやすい症状	130
鉄を使ってみたい	131
亜鉛のお話	132
亜鉛欠乏で起こりやすい症状	133
亜鉛を使ってみたい	134
銅のお話	135
銅欠乏で起こりやすい症状	136
銅を使ってみたい	137
セレンのお話	138
セレン欠乏起こりやすい症状	139
セレンを使ってみたい	140
クロムのお話	141
クロム欠乏で起こりやすい症状	142
減量のお話	143
クロムを使ってみたい	144
マンガンのお話	145
マンガン欠乏で起こりやすい症状	146
マンガンを使ってみたい	147
ホルモンバランスチェックリスト	148
主なホルモン一覧	149
ホルモンの作用一覧	150
ホルモンと栄養	151
ガンを防ぐ栄養	152
乳ガンを防ぐ栄養	153
神経のお話	154
自律神経の働き	155
神経の働きと栄養	156
腸内細菌のお話	157
カンジダ症のお話	158

目次(3)

項目	ページ
高血圧のお話	159
低血圧のお話	160
妊娠と栄養(1)	161
妊娠と栄養(2)	162
子供の栄養とアレルギー	163
子供の栄養と知能	164
消化と酵素	165
老化と栄養(1)	166
老化と栄養(2)	167
いちょう葉エキス	168
ベータグルカン	169
Aを多く含む食品	170
Dを多く含む食品	171
Eを多く含む食品	172
B1を多く含む食品	173
B2を多く含む食品	174
B3を多く含む食品	175
B5を多く含む食品	176
B6を多く含む食品	177
B12を多く含む食品	178
葉酸を多く含む食品	179
カルシウムを多く含む食品	180
マグネシウムを多く含む食品	181
カリウムを多く含む食品	182
亜鉛を多く含む食品	183
鉄を多く含む食品	184
銅を多く含む食品	185
マンガンを多く含む食品	186
使ってみたい栄養素の索引	
気分、精神状態、神経、ストレス、髪、顔	187
顔、目、耳、鼻、口腔	188
口腔、甲状腺、心臓、血液	189
高脂血症、酸化、肺、胃腸、肝臓	190
肝臓、腎臓、膵臓、糖尿病、性機能、妊娠	191
妊娠、爪、肌、皮膚	192
骨、関節、筋肉、手足	193
手足、運動、痛み、免疫、アレルギー、感染	194
感染、ガン、代謝	195
体調、子供、加齢、更年期	196
汚染	197
参考文献	198

栄養と病気

欠乏症は稀　元気一杯で若々しく見える人には栄養剤は無縁であるかもしれない。しかし何らかの体調不良を感じている人には有益である可能性が高い。現代はビタミンの典型的な欠乏症、B1欠乏の脚気、A欠乏のクル病、C欠乏の壊血病、B3欠乏のペラグラなどは稀であると言われる。

潜在性欠乏症　しかし、ビタミンやミネラルの僅かな欠乏、潜在性欠乏症は広く蔓延していると指摘する栄養専門家は多い。
ビタミンB1不足の最初の徴候は、疲れやすい、食欲がない、気分が落ち込むなどで、ビタミンB1が不足したためとは気がつきにくい。

ビタミン補給　体調不良や病気の人が栄養剤を摂ることは有益である可能性が高いが残念ながら医療機関では、ビタミン剤使用が限定されている。自分で補うしか方法がない。受診中の人は主治医と相談されるべきだが、適量のビタミンは食品の一部と考えてもよい。幸い最近は優れた栄養剤が出回っているし、手軽に栄養剤を個人輸入する道も開けている。
嬉しいことに、医療機関でビタミン外来を扱っている所も現れている。

病気になったら　勿論、体調不良や病気では、まず医療機関を訪れ、診断を受けて、原因を調べ治療を受けることが、個人の利益に一番かなっていると思われる。しかし現代医療で、すべてが満足できる結果が得られていない。
こんな時、栄養剤補給を考えてみたい、現代の食事から十分なビタミンミネラルを摂ることが難しくなっているからである。
ベストの選択は医療機関で良い治療を受け、自分でライフスタイル食習慣を改善し、その一貫として栄養剤を摂るのがよいように思われる。

ビタミンとミネラルの摂取により、効果が期待できるかもしれない。症状と病気について［ビタミンを使ってみたい］に示してある。
勿論、ビタミンやミネラルの不足だけが健康に悪影響を及ぼすわけでなく、［アメリカ西洋食１００年の変化］に見られるように、食生活全般、更に生活習慣、遺伝的素因などが関連しているが、病気の発現を栄養素の過剰とビタミンなどの不足が促進しているようである。

栄養と病気

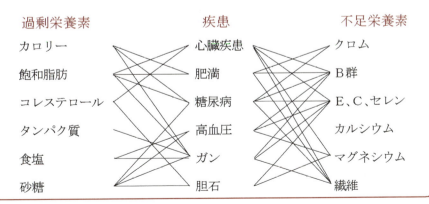

過剰栄養素	疾患	不足栄養素
カロリー	心臓疾患	クロム
飽和脂肪	肥満	B群
コレステロール	糖尿病	E、C、セレン
タンパク質	高血圧	カルシウム
食塩	ガン	マグネシウム
砂糖	胆石	繊維

アメリカ西洋食１００年の変化

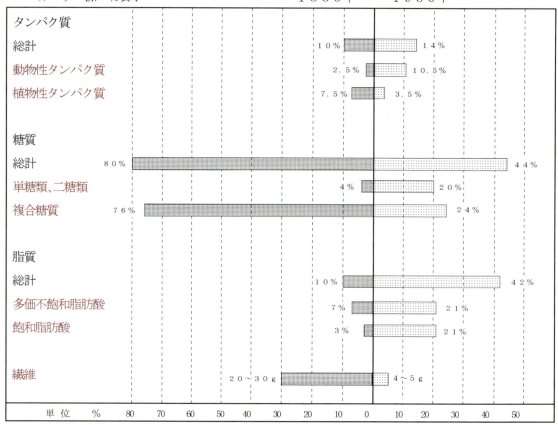

この１００年間の食事の変化がアメリカにおける成人病の増加をもたらしたようである。
トワイド K.カリタが次のように述べている。
アメリカは１９７５年健康に関するひどい記録を打ち立てた。
９千３百万の国民が成人病で苦しんでいる。５０％以上が心臓関連であり、千５百万人が関節炎
である、年間３４万７千人がガンで死亡している、全国民の１６％がアレルギーをもっている
低血糖症が蔓延状態にあり、精神病院は超満員である、多くの子供が過動症、知恵遅れ、分裂病に
分類され、どんどん増えている、年間３０億時間がこれら病気のため失われ、治療のために
７兆５千億円が費やされている、年間１６７０万ｋｇのアスピリンと６８０万ｋｇのトランキ
ライザーと３８万ｋｇのバルビタール、１８０万ｋｇのペニシリンを消費している‥‥
１９７７年にアメリカ上院栄養問題特別委員会がレポートを発表した。その内容はアメリカ
の６大死因となっている病気は間違った食事が原因で起こっているとして、食事の改善目標を
提唱した。その結果、１９９４年の統計を見ると、心臓病の死亡率が１９７５年より１８％
低下し、脳卒中が３６％低下の成果をあげている。一方、ガンによる死亡率は２２％増加し
高血圧死が２５％増加し、糖尿病死も３１％増えている。
近年の我々の食事もグルメに走って、同じ様な傾向をたどっているように思われる。
伝統的な日本食を再考する機会である。

健康のための食品は

食品の種類	控え目にしたい食品	すすんで摂りたい食品
穀類	白米、白小麦粉、うどん らーめん、スパゲッティー	玄米、胚芽米、全粒パン 蕎麦、稗、粟
豆類	缶詰の豆、塩や添加物で調理した豆 冷凍の豆	動物脂肪や塩で調理しない豆 大豆製品
卵	目玉焼き、炒り卵	茹で卵、おとし卵（油脂を使わない）
乳製品	ソフトチーズ、低温殺菌チーズ アイスクリーム	低脂肪コッテージチーズ、ケフィア 無糖ヨーグルト、未殺菌生牛乳 脱脂乳、スキムミルク、山羊乳
肉	牛肉、豚肉、ホットドッグ コーンビーフ、加工肉 ダック、スペアリブ、もつ	鶏肉皮なし、子羊肉
魚	油で揚げた魚、貝類、干物 アンチョビ、にしん、油づけ缶詰	新鮮な魚の刺身、煮魚、焼き魚
野菜	塩や添加物加工の缶詰や冷凍野菜	生の新鮮なまたは冷凍野菜
果物	砂糖を加えた缶詰や加工果物	新鮮または冷凍果物、無糖干し果物
ナッツ類	塩味や煎ったナッツ	新鮮な生のナッツ類
油脂	飽和脂肪、水素添加マーガリン 精製加工油、ショートニング 硬化油	オリーブ油、エゴマ油、亜麻仁油 胡麻油（低温で搾油した一番絞り油）
飲み物	アルコール、コーヒー、ココア 砂糖入りジュース、清涼飲料	緑茶、ハーブティー、天然水 新鮮な果物ジュース野菜ジュース
甘味品	砂糖、コーンシロップ、キャンディー 果糖、チョコレート、砂糖入りジャム	麦芽糖、甘酒、少量の生の蜂蜜 ピュアなメープルシロップ、黒糖蜜

健康によい食品を選ぶ基準として
　未加工の食品、汚染のない食品（農薬や食品添加物を含まない、汚染海域の魚介でないもの）
　飽和脂肪の少ない食品、油の酸化の無い食品や砂糖、塩の少ない食品を選んでいる。

コレステロール低下作用を持つ食品は
　アーモンド、りんご、アボガド、豆類、人参、麦、にんにく、グレープフルーツ、オリーブ油
　玄米、大豆、くるみ、椎茸、マッシュルーム

抗血液凝固作用を持つ食品は
　魚油、にんにく、しょうが、葡萄、メロン、マッシュルーム、玉ねぎ、緑茶、西瓜、シナモン

ビタミン

ビタミンとは

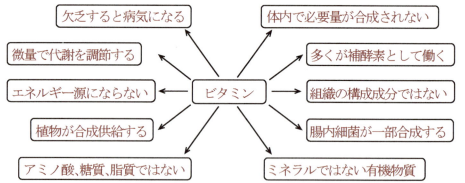

- 欠乏すると病気になる
- 体内で必要量が合成されない
- 微量で代謝を調節する
- 多くが補酵素として働く
- エネルギー源にならない
- 組織の構成成分ではない
- 植物が合成供給する
- 腸内細菌が一部合成する
- アミノ酸、糖質、脂質ではない
- ミネラルではない有機物質

ビタミンの分類　油に溶ける脂溶性ビタミンと水に溶ける水溶性ビタミンに大別できる。

脂溶性ビタミン
- A（A1＝レチノール、A2＝3-デヒドロレチノール）
- D（D3＝コレカルシフェロール、D2＝エルゴカルシフェロール）
- E（α-、β-、γ-トコフェロール、α-、β-、γ-トコトリエノール）
- K（K1＝フィロキノン、K2＝メナキノン、K3＝メナジオン）

水溶性ビタミン
- C（アスコルビン酸）
- B1（チアミン）　┐
- B2（リボフラビン）
- B3（ナイアシン＝ニコチン酸）
- B5（パントテン酸）
- B6（ピリドキシン）
- B12（コバラミン）　　　　ビタミンB群と呼ぶ
- 葉酸（ビタミンB9、ホレイト）
- ビオチン（ビタミンH）
- コリン
- イノシトール　　┘

ビタミン様物質　微量で有効な有機化合物、作用はビタミンに類似するが、体内で合成されるものや、特に摂取の必要が認められないものをいう。
- PABA（p-アミノ安息香酸）、B13（オロト酸）、B15（パンガム酸）
- B17（アミダグリン）、リポ酸（チオクト酸）、カルニチン（BT）
- U（メチオニンメチルスルフォニウム）、CoQ10（ユビキノン）
- P（バイオフラボイド）、F（必須脂肪酸＝リノール酸、α-リノレン酸）

プロビタミン　体内でビタミンに転換するもの。
- プロビタミンA（α-、β-、γ-カロチン、クリプトキサンチン）
- プロビタミンD（7-デヒドロコレステロール、エルゴステロール）

ミネラル

ミネラルとは

- 欠乏すると病気になる
- 必須の無機質である
- 元素であり、化合物でない
- 炭素、酸素、水素、窒素でない
- 体を構成するものもある
- 代謝を調整するものもある
- 酵素を構成するものもある
- エネルギー源にならない
- ホルモンを構成するものもある
- 酵素反応を発現するものもある

ミネラルの分類　主要ミネラルと微量ミネラルとに大別できる。
体重60kgの人に含まれる、おおよその重量を示す。

主要ミネラル

カルシウム(Ca)	1000g	塩素(Cl)	73g
リン(P)	570g	ナトリウム(Na)	54g
カリウム(K)	130g	マグネシウム(Mg)	21g
硫黄(S)	96g		

微量ミネラル　体内量が10g以下、1日摂取量が100mg以下のものを微量ミネラルと呼ぶ。＊印は必須性のはっきりしたもの。

＊鉄(Fe)	3.9g	＊マンガン(Mn)	11mg
＊フッ素(F)	2.2g	＊セレン(Se)	11mg
＊ケイ素(Si)	2.0g	＊ヨード(I)	10mg
＊亜鉛(Zn)	1.7g	ニッケル(Ni)	9mg
＊銅(Zn)	69mg	＊モリブデン(Mo)	8mg
＊ホウ素(B)	41mg	スズ(Sn)	5mg
＊バナジウム(Ba)	15mg	＊クロム(Cr)	1.7mg
ヒ素(As)	15mg	＊コバルト(Co)	1.3mg

ミネラルの毒性　ミネラルには有効量値と中毒量値の近い物があるので注意が必要。

	所要量	安全量(所要量の倍数)
亜鉛	12mg	3〜10倍
銅	1.8	5〜10
鉄	10	6
クロム	0.035	350
マンガン	4	3〜6
セレン	0.055	5

セレンの各レベル
- 1.0mg ‥中毒レベル
- 0.2 ‥過剰レベル
- 0.1 ‥栄養レベル
- 0.03 ‥準欠乏レベル
- 0.01 ‥欠乏レベル

摂取量と毒性カーブ

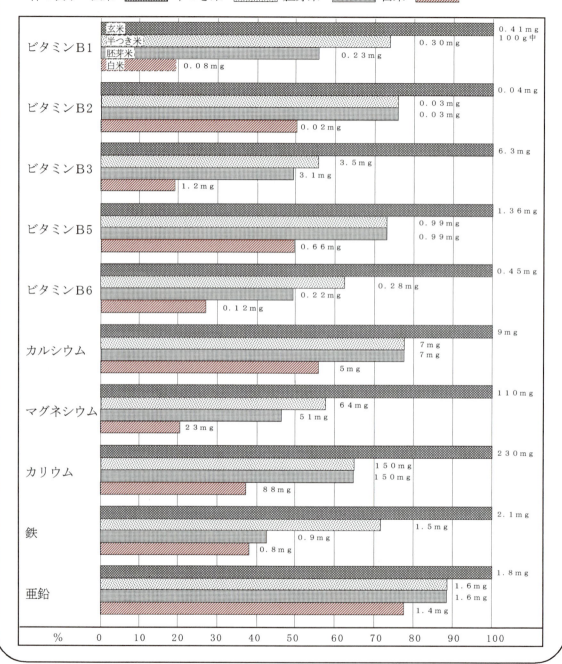

ビタミン摂取量と健康レベル

ビタミン摂取量が減ってくると、そのビタミンが受け持つ体内の活動が
落ちてくる、精神的、肉体的な働きが鈍ってくる．　　・・潜在性欠乏状態
ビタミンがはっきり欠乏すると、組織に傷ができてくる　・・欠乏状態

健康レベル	状態	段階	説明
健康	ビタミン充分	必要充分	ビタミン活性が充分で関与する代謝、臓器機能、組織が正常である
半健康	潜在性欠乏状態	欠乏の初期段階	欠乏の原因：栄養不足、吸収不良、代謝異常など 体内組織のビタミン量が減る ビタミンの尿中排泄量が減ってくる
		生化学的変化の段階	ビタミンに依存する補酵素が不足するので酵素活性が低下し、代謝が狂ってくる ビタミン体内保有低下で尿中排泄は殆ど無い
		生理学的、行動的変化の段階	体重減少を伴う食欲不振、不眠または眠気 怒りっぽい、性格の悪い方への変化出現 （ノイローゼ、うつ、いらいらなど）
病気	欠乏状態	臨床変化の段階	一般的な症状が悪化し そのビタミン特有の欠乏症状出現
		解剖学的変化の段階	組織病変を伴う明かな 特異的な臓器の変化 治療を始めないと死に至る

ビタミン摂取量

○（欠乏症発現例　ビタミンB1摂取量　0.22mg／1000Kcal以下）

サプリメントは有用か

栄養不足の現状

ビタミンB1やカルシウムなどの摂取不足が続くと脚気や骨粗鬆症を起こします。これを予防するために、1日に摂るべき量が、所要量として決められています。

私たちがどの程度、ビタミンやミネラルを摂っているか、毎年、栄養調査が行われています。平成11年の調査結果を見ると、所要量に満たない所帯数が、ビタミンAで38.7％、B1で21.0％、B2で30.8％、Cで15.3％、カルシウムで61.7％、鉄で48.8％と摂取不足が目だちます。

この調査は摂取食品材料を成分表数値で加算したもので、例えばビタミンB1は、調理した実測値は、計算値の半分と報告され、これを考慮すると82.5％の所帯がB1不足の可能性が考えられます。

食事の現状

白米ご飯は1000Kcal当たり0.12mgのビタミンB1を含みます、摂取1000Kcal当たり、B1が0.22mg以下になると脚気を発症します。

食用油脂、砂糖、アルコールはB1を含まないか、含んでも微量です。このような食品が食事の中心になっているとB1の僅かな欠乏状態が起こり得ます。

僅かな欠乏状態

その徴候は、疲れやすい、やる気がでない、集中できない、眠れないなど漠然とした症状で、栄養不足と気付く人は少ないのが現状です。

特定の栄養素の不足が長期に続くと、ガン、糖尿病、心臓病のようないわゆる成人病のリスク増加の可能性を示す証拠が増しています。

慢性病を患っている人は、ビタミンやミネラルの摂取不足が原因であるかもしれないし、病気を悪くしているかも知れません。

従って、ビタミンとミネラルの最適摂取量を補給することは、将来の健康のため、現在の病気を改善するために、欠くことができないものと考えられます。

サプリメント

所要量は病気を予防する最低必要量で、人が健康で活動できる栄養必要量は、遥かに多い量だと言われています。それにはサプリメントが助けになります。

サプリメントには、ビタミン、ミネラル、脂肪酸、アミノ酸などの必須栄養素を補給するものと、ハーブや植物性化学物質、ホルモンなどの生理作用を持つものがあります。

国内で販売されるサプリメントはまだ少なく、満足できる状態ではありません。

この点、米国は進んでいて、品質が良く、安価で、事実に基づいた栄養情報に裏付けられたサプリメントが豊富にあります。

日本も規制緩和で、やがて米国同様になり、栄養に詳しい医師、薬剤師に、効果的な栄養療法の相談ができる時代が来ると思われます。

ビタミン・ミネラル療法

僅かな欠乏が蔓延
現代は僅かなビタミンやミネラルの欠乏状態が広く蔓延し、症状は最初は疲れやすい、ゆううつ、いらいらなどの体調不良を示すが、永く続くと、ガン、心臓病など、成人病のリスクが高まると考えられている。

自然治癒力の低下
手が傷ついた場合、ビタミンCが不足すると傷は、いつまでも閉じない、亜鉛不足でも傷は治らない、タンパク質の不足も同じである。ビタミンCと亜鉛とタンパク質は傷を治す自然治癒力のスピードを本来の早さに戻す必須な物質である。色々な病気にもそれは当てはまる。ビタミンとミネラル、タンパク質及び必須脂肪酸は自然治癒力を正しく維持する基本的な栄養素である。

葉酸の効果
大部分の人は、1日100μgの葉酸で生きていかれる。
葉酸をより多く摂取すれば、色々な効果の可能性が高まる。
　　400μg・・・傷の治癒と全体的な健康が改善される。
　　1000μg・・・妊婦の神経管欠陥児出産が劇的に減少する。
　　20000μg・・・子宮頚管と肺の前ガン状態を逆転の可能性。

ビタミンE効果
大部分の人は、ビタミンE1日10単位で何年も生きていかれる。
ビタミンEをより多く摂取すれば、色々な効用の可能性が高まる。
　　100単位・・・肺の大気汚染抵抗力を増し、心臓病のリスク低下。
　　400単位・・・乳腺症が改善される。
　　800単位・・・はっきりと免疫機能を向上させる。

ビタミンC効果
大部分の人は、1日10mgのビタミンCで何年も生きていかれる。
ビタミンCを毎日より多く摂ると、色々な効果の可能性が高まる。
　　400mg・・・より健康でいられるだろう。
　　120mg・・・ニトロソアミンの生成抑制、ガンのリスク低下。
　　1000mg・・・ホモシステイン高レベルの血管内皮障害を防ぐ。
　　2000mg・・・小児の風邪の治療期間を短縮する。
　　4000mg・・・運動性喘息の誘発を軽減する。
　　10000mg・・・エイズやガンと闘う手助けをする。

活性酸素を防ぐ
人より早い老化や多くの病気に活性酸素の関与が明らかとなった。体内には活性酸素を防ぐシステムが備わっているが、日常摂取するビタミンC、E、β-カロチン、B群、CoQ、バイオフラボノイド、セレン、亜鉛、マンガン、銅などが体内の抗酸化力を増強し、ガンを始めとする成人病の予防と治療に重要である。

免疫を強める
ウイルスや細菌、それに自分のガン細胞まで排除するには免疫の適正な働きが大切である。ビタミンA、B群、C、E、亜鉛、鉄などの十分な補給が免疫を高め、病気の予防や治療によい効果がある。

マルチビタミン剤を選ぶ

ビタミン選択基準　ビタミンとミネラルを含むマルチビタミン剤の選択基準としては
１）必須の成分がすべて揃っていなければ効果が期待できない。
２）栄養素の配合のバランスと吸収性の良いものを選びたい。
３）永く摂るために、自然な原料で、添加物を使わないものがよい。

①必須の成分　ビタミン１５種（ビタミン参照）の中で、ビタミンKはマルチビタミンの殆どの処方に含まれていない（必要性は主治医の判断による）。
イノシトールとコリンを含まないものも多い、レシチンとして別に摂ることができる。
ミネラル１５種（ミネラル参照）の中で、鉄を含まないものがある、鉄は排泄が遅く、多量に摂取し続けると、蓄積し心臓病のリスクが高まると警告されている。成人男性、更年期以降の女性は、貧血の診断がなければ、鉄を含まない製剤が薦められる。
ヨードについては昆布を良く食べる人には、過剰症の心配があるので入っていなくてよい。ヨードを含まないマルチビタミン剤もある。

②配合バランス　ビタミンB1、B2、B6は協同して働き、同量近い含有量が望ましい。
含有量、例えば、ビタミンB1の含有量を考えるには、あなたが潜在性欠乏症の心配があれば、所要量の１ｍｇを摂っていては改善に時間がかかる、もっと多く、３０～５０ｍｇを摂り改善を早めたい。
適当な剤形として、標準摂取量が１日６錠で、６錠中にB1を３０ｍｇ含有していれば、症状改善に６錠、健康維持に１錠でよいことになる。
摂取量に注意が必要なものは、ビタミンAと葉酸である。
妊娠初期にビタミンAを１万単位以上摂ると奇形児出産のリスクが高くなる報告があり、妊娠可能な女性は、ビタミンAの摂取量を食事（含有表参照）も含めて１日５０００単位以下が勧告されている。
体内で、必要なだけAに転換するベータカロチンは安全に摂れる。
葉酸が不足すると奇形児出産のリスクが高まるので、妊娠可能な女性は１日４００μｇ以上の葉酸を摂取するように薦められている。

毒性　水溶性のビタミンは特に高単位を摂らなければ毒性の心配はない。
脂溶性のビタミンの中で、ビタミンAとDが蓄積しやすいので、高単位の摂取は控えたい。ビタミンEは排泄されやすいとされる。
ミネラルは有効所要量と毒性量が近いものがある。摂取量は食事と製剤合わせて、所要量または、許容上限摂取量以下にするのがよい。

吸収性　ミネラルは、形態が有機酸かアミノ酸に結合（キレート）したものが吸収されやすい、胃腸の弱い人、高齢者はキレート型がお薦めである。

含有量　カルシウム、マグネシウム、ビタミンC、ビタミンEが十分に含まれていないものが多い、必要量だけ、別に自分で加えたい。

マルチビタミン剤とは(1)

マルチビタミンというのは、必要な全てのビタミンとミネラルを含んだ製剤をいう。
アメリカでは各社が多種類の製品を販売しているので選択に知識を必要とする。
その1つ「MULTI VEG」1日摂取量4錠の内容を見ると

表示栄養素名	栄養素名	含有量	%DV	代表的作用
VITAMIN A	ビタミンA	25000単位	500	視覚・皮膚・粘膜
(BETA CAROTENE：ベータカロチンとして)				
VITAMIN D	ビタミンD	400単位	100	Ca・リン代謝
VITAMIN E	ビタミンE	400単位	1333	抗酸化
VITAMIN C	ビタミンC	500mg	832	コラーゲン・抗酸化
VITAMIN B-1	ビタミンB1	50mg	3332	エネルギー・糖代謝
VITAMIN B-2	ビタミンB2	50mg	2940	エネルギー・脂肪
VITAMIN B-6	ビタミンB6	50mg	2500	アミノ酸代謝
NIACINAMIDE	ナイアシンアミド	150mg	750	エネルギー生産(B3)
PANTOTHENATE	パントテン酸	100mg	1000	エネルギー生産(B5)
VITAMIN B-12	ビタミンB12	200μg	3332	細胞増殖
FOLIC ACID	葉酸	400μg	100	細胞増殖
BIOTIN	ビオチン	300μg	100	皮膚
CHORINE	コリン	75mg		神経伝達
INOSITOL	イノシトール	50mg		リン脂質
PABA	パバ	25mg		皮膚色素
CALCIUM	カルシウム	25mg	2	骨・神経-刺激伝達
MAGNECIUM	マグネシウム	7mg	2	神経刺激・糖代謝
POTASSIUM	カリウム	5mg		電解質・糖代謝
IRON	鉄	0mg		酸素運搬
ZINC	亜鉛	30mg	200	蛋白合成
COPPER	銅	2mg	100	鉄吸収・血色素
IODINE	ヨード	150μg	100	甲状腺ホルモン
MANGANESE	マンガン	5mg	250	エネルギー生産
CHROMIUM	クロム(GTF)	200μg	166	糖代謝
SELENIUM	セレン	200μg	285	抗酸化
MOLYBDENUM	モリブデン	150μg	200	プリン・糖代謝
BIOFLABONOID	バイオフラボノイド	0mg		抗酸化・C強化

そのた人参、ブッロコリ、トマトと野菜繊維を含んでいる。

この製剤は特徴として次の点があげられる。
　1日量が4錠中に含まれるので、1錠が小さく、また、錠数を減らして、摂取量を調節できる。
　鉄が含まれないので、不用の人に向く。
　銅が他の成分と相互作用を起こさないように特殊コーチングがしてある。
　カルシウムとマグネシウムの含有量が少ないので、補う必要がある。

　　基準1日摂取量(DV)を基準として、含有量%が表示される。
　　1g＝1000mg、1mg＝1000μg(mcg、マイクログラム)である。

マルチビタミン剤とは(2)

この製品は、日本で含有量を決め、アメリカで製造し、輸入販売しているものである。
アメリカでも珍しいビタミンとミネラルの粗タンパクとの結合製品で吸収と効果が優れている。

栄養素名	栄養素名	含有量	DV%	代表的作用
VITAMIN A	ビタミンA	6600単位	132	視覚・皮膚・粘膜
VITAMIN D	ビタミンD	150単位	38	Ca・リン代謝
VITAMIN E	ビタミンE	75mg	250	抗酸化
VITAMIN C	ビタミンC	150mg	250	コラーゲン・抗酸化
VITAMIN B-1	ビタミンB1	15mg	1000	エネルギー・糖代謝
VITAMIN B-2	ビタミンB2	15mg	882	エネルギー・脂肪
VITAMIN B-6	ビタミンB6	15mg	750	アミノ酸代謝
NIACINAMIDE	ナイアシンアミド(B3)	45mg	225	エネルギー生産
PANTOTHENATE	パントテン酸(B5)	30mg	300	エネルギー生産
VITAMIN B-12	ビタミンB12	23μg	383	細胞増殖
FOLIC ACID	葉酸	300μg	75	細胞増殖
BIOTIN	ビオチン	225μg	75	皮膚
CHORINE	コリン	0mg		神経伝達
INOSITOL	イノシトール	0mg		リン脂質
PABA	パバ	0mg		皮膚色素
CALCIUM	カルシウム	15mg	2	骨・神経-刺激伝達
MAGNECIUM	マグネシウム	7.5mg	2	神経刺激・糖代謝
POTASSIUM	カリウム	2mg		電解質・糖代謝
PHOSPHORUS	リン	0mg		骨・エネルギー生産
IRON	鉄	1.5mg	8	酸素運搬
ZINC	亜鉛	9mg	60	蛋白合成
COPPER	銅	0.24mg	12	鉄吸収・血色素
IODINE	ヨード	36μg	24	甲状腺ホルモン
MANGANESE	マンガン	2.1mg	42	エネルギー生産
CHROMIUM	クロム(GTF)	36μg	18	糖代謝
SELENIUM	セレン	15μg	21	抗酸化
MOLYBDENUM	モリブデン	0μg		プリン・糖代謝
BIOFLABONOID	バイオフラボノイド	0mg		抗酸化・C強化

この製剤は特徴として次の点をアピールしている
　天然のビタミンCが、合成Cより生理活性が高く吸収率が高い理由は、粗タンパクと結合していることによる。粗タンパクと結合したビタミン、ミネラル生産に成功し製品化された。
　その製法は、1つのビタミンまたはミネラルを与え、酵母を培養すると、酵母は細胞内に取り込みタンパク質と結合し保存する。生成酵母を酵素で消化して、ペプチド化したビタミンまたはミネラルをつくる。これらを配合して製品とする。
　この製品は実験の結果、一般のビタミンやキレートミネラルに比べ、2〜16倍の体内吸収の高さを示す。
　胃腸の消化吸収が落ちている高齢者、虚弱者に特にむいていると思われる。
　この製品はカルシウム、マグネシウムの含有量が少ないので別に補いたい。

ビタミンとミネラルの必要量比較表

栄養素	所用量 日本(1999)	許容上限摂取量 日本(1999)	推奨1日摂取量 RDA(1989)	有用摂取量 DV	対症摂取量 (ODA)
A	２０００単位	５０００単位	５０００単位	５０００単位	５０００単位
D	１００単位	２０００単位	４００単位	４００単位	４００〜６００単位
E	10mg	600mg	10mg	30単位	400単位
K	65μg	30000μg	80mg		
B1	1.1mg		1.5mg	1.5mg	1.2〜50mg
B2	1.2mg		1.7mg	1.7mg	1.3〜50mg
B6	1.6mg	100mg	2.0mg	2mg	1.5〜50mg
B3	16mg	30mg	19mg	20mg	15〜35mg
B5	5mg		4〜7mg	10mg	5〜20mg
B12	2.4μg		2μg	6μg	100〜400μg
葉酸	200μg		200μg	400μg	400〜800μg
ビオチン	30μg		30〜100mg		100〜400μg
C	100mg		60mg	60mg	300〜600mg
Ca	600mg	2500mg	800mg	1000mg	1200〜1500mg
Mg	320mg	700mg	350mg	400mg	500〜1000mg
K	2000mg		2000mg	3500mg	4000mg
P	700mg	4000mg	800mg	1000mg	
Fe	10mg	40mg	9mg	18mg	10〜20mg
Zn	12mg	30mg	15mg	15mg	15〜25mg
Cu	1.8mg	9mg	1.5〜3mg	2〜3mg	2〜3mg
I	150μg	3mg	150μg	150μg	150μg
Mn	4mg	10mg	5mg	2mg	2〜5mg
Cr	35μg	250μg	50〜200μg	120μg	50〜150μg
Se	55μg	250μg	70μg	70μg	100μg
Mo	30μg	250μg		75μg	75〜250μg

所要量(厚生省)：欠乏症を予防するために、ほとんどの人が必要量を満たすのに十分な摂取量。

上限許容摂取量(厚生省)：毎日続けて摂取しても安全な1日の最大摂取量。

RDA(Ricommended Dietary Allowance)推奨1日摂取量(国立科学アカデミー)：日本の所要量と同じ様な意味。

DV(Daily Value)：FDA(食品医薬局)がRDIとDRVを1つに纏めわかりやすくした。食品やサプリメントのラベルに「％Ｄａｉｌｙ Ｖａｌｕｅ」のように表示され、摂取量が判断し易い。RDAとは異なる。どちらも欠乏症を避けるために摂取すべき最低量で、ボーダーラインの健康を維持する根拠となるが、最高の健康を保つ量ではない。また、このRDA量を摂取するのは今日の食事では容易ではない．

RDI (Reference Daily Intake)基準1日摂取量：食品医薬局品と農務省が食品と健康の問題に配慮し、RDAを基準に決めた、食品表示法が制定され、加工食品にはRDIかRDV(1日基準値)が示された。

ODA(Optimum Daily Allowance)最適1日摂取量：最近の研究では、大量のビタミン摂取が我々の体の働きを良くすることが示され、この量の摂取により健康を増進することが可能となる、各ビタミンの摂取量は注文服のように、個人個人に応じてデザインされる必要がある。

対症摂取量：健康増進や病気の治療を助けるのに必要と考えられる大体の量、学者により異なる、ODAと類似。
 　(上記数値は成人男子を基準としている)

ビタミンとミネラルの毒性

栄養素名	毒性
ビタミンA	２.５万単位以上、長期摂取で、食欲不振、下痢、眠気、脱毛、神経過敏、疲労。 小児は２万単位１～３ヶ月で。妊婦は５０００単位以上で胎児奇形の心配。
ビタミンD	１０００～１５００単位以上、１ヶ月以上摂取で高カルシウム血症。 便秘、下痢、のどが渇く、頻尿、食欲不振、金属味、吐き気、嘔吐、疲労。
ビタミンE	８００～１０００単位以上摂取で、乳房過敏、抑うつ症、下痢、二重視、疲労、腹痛気分の揺れ、筋力低下。高圧剤、抗凝固剤使用の人は主治医と相談すること。
ビタミンC	過剰なCは尿から排泄されやすいが、腎臓疾患がある人は、腎結石の心配がある。 １日５ｇ以上摂取で、人により、お腹にガスが溜まり、軟便の可能性がある。
ビタミンB１	排泄され易く毒性は知られていない。単独の大量摂取はB２、B６の吸収を妨げる。
ビタミンB２	排泄され易い、尿を黄色に染める。１ｇ以上摂取で暗色尿、吐き気、嘔吐の可能性。
ビタミンB３	５０ｍｇ以上摂取で、フラッシュ（一時的な顔のほてり、チクチク感）が起こる。
ビタミンB５	１０ｇを６週間使用し毒性なし。１０～２０ｇで下痢、むくみ。
ビタミンB６	２００～３００ｍｇの長期摂取で、神経障害の可能性。
ビタミンB１２	はっきりした毒性はない、大量に摂っても排泄されやすく、吸収されにくい。
葉酸	５～１０ｍｇ以上の摂取は、乳ガンと前立腺ガンのリスク増加の心配。 １５ｍｇ以上で、胃腸障害、不眠、スタミナ低下、てんかん発作誘発の可能性。
ビオチン	毒性の報告がない、大量摂取しても容易に排泄される。
カルシウム	２５００ｍｇ以上の摂取で、便秘、腹痛、食欲不振、吐き気、嘔吐、低血圧、不整脈 特に、マグネシウム欠乏時のカルシウム過剰摂取は、軟組織に沈着しやすい。
マグネシウム	腎臓が正常なら排泄されるので過剰症は起こりにくい。時に軟便、下痢。
鉄	３０ｍｇ以上の長期摂取で、便秘、胃障害、腹痛、出血性下痢の可能性。
亜鉛	３０ｍｇ以上の摂取で、吐き気、下痢、めまい、傾眠、幻覚、不安、免疫能低。
ヨード	４.５ｍｇ摂取で、金属味、口内炎、唾液腺の腫れ、下痢、吐き気、頭痛、発疹。
セレン	７００μｇ以上の摂取で、神経質、抑うつ症、吐き気、呼気や汗にニンニク臭。
銅	１度に１０ｍｇ以上摂取で、吐き気、腹痛、筋肉痛が起こりうる。
マンガン	５０ｍｇ以下では毒性は知られていない。
クロム	吸収が悪く、排泄が速いので毒性は知られていない。

─── タンパク質のお話 ───

タンパク質　　タンパク質は主として、炭素、水素、酸素、窒素、その他硫黄、燐からなり窒素の量は約１６％と一定している。タンパク質はアミノ酸が連鎖状に結合したもので、分子量は数千から数百万まで色々な大きさがある。

働き

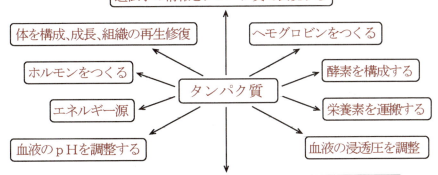

- 遺伝子の情報をタンパク質で表現する
- 体を構成、成長、組織の再生修復
- ヘモグロビンをつくる
- ホルモンをつくる
- 酵素を構成する
- エネルギー源
- 栄養素を運搬する
- 血液のpHを調整する
- 血液の浸透圧を調整
- 液性免疫、細胞性免疫、急性期タンパク質、皮膚粘膜バリアー

成人必要量　　基本必要量：０.６４ｇ／体重ｋｇの良質タンパク質（国内外文献値）
良質タンパク質の利用効率を、８５％とし、ストレスなど配慮して安全率を＋１０％とし、必要量の個人差を＋３０％として計算すると
体重６０ｋｇで　０.６４ｇ×１００／８５×１.１×１.３×６０（体重）＝６４.６ｇ

タンパク質不足　　タンパク質の重要性は、欠乏すると明らかになる。不足すると血清アルブミン、グロブリンが減り、血色素が低下、食欲が落ち、疲れやすく筋力が弱り、感染にかかりやすく、肝臓の酵素の働きが低下する。

過剰摂取の影響　　食物のタンパク質は、アミノ酸に分解、吸収され、肝臓などで再合成される。余剰なアミノ酸は肝臓で窒素を外され、エネルギー源となる。外された窒素はアンモニアを経て尿素に変換され腎臓から排泄。
排泄には大量の水分が必要で、タンパク質過剰による排尿過多は、水溶性ビタミンやカルシウムその他ミネラルを尿中に失いやすい。過剰なタンパク質は、消化器、肝臓、腎臓に余分な負担をかけることになる。

アレルギー　　タンパク質の過剰摂取や、胃腸が弱く消化力が落ちている場合は不完全消化で生成するタンパク質やペプチッドがアレルギーの元になりうる。腸内腐敗細菌を増殖させ、アミン類その他有害物質が発生し、吸収され肝臓に解毒の負担をかけることになる。

脂肪の過剰に　　タンパク質を肉、卵、乳製品から摂取した場合、タンパク質以外の脂肪やコレステロールの過剰摂取につながる。

優れたタンパク質

必須アミノ酸　タンパク質を構成する２０種類のアミノ酸が存在する。全てが代謝に必須であるが、１２種類は、他のタンパク質から変換したり糖質から生合成できるが、８種類は生合成できないので、食事から確保する必要があり、必須アミノ酸と呼ばれる。

栄養価　タンパク質に含まれる必須アミノ酸の割合で、体内での利用効率に差がでる、利用効率が低い物を栄養価が低いという。
とうもろこしのタンパク質は極端に栄養価が低く、これで飼育されたネズミの発育は極めて悪い。小麦のタンパク質も栄養価が低く、成長が非常に劣る。これらは、不足する必須アミノ酸を補給する必要がある。

食品タンパク質　牛乳や卵のタンパク質は、比較的少ない量でも動物はよく成長する。このような差異が起こるのは、必須アミノ酸の全部が揃い、また量が十分に有るかどうかによる。
必須アミノ酸のうち１種類が不足した場合は、そのアミノ酸に対応するタンパク質しか合成ができず、余ったアミノ酸が利用できなくて、脂肪に合成されるか、エネルギー源として分解されてしまう。
とうもろこしのタンパク質は、必須アミノ酸のトリプトファンとリジンが少ない。
ご飯に卵、魚、大豆を組み合わせると、リジンと含硫アミノ酸が補強されタンパク質の質と利用が良くなる。

アミノ酸価　１９８５年にＦＡＯ／ＷＨＯ／ＵＮＵ（国連大学）が提唱したアミノ酸パターン（２～５才）と、各食品アミノ酸組成を比較し算出したもの。

タンパク価　１９５７年にＦＡＯで人体に必要な量の理想タンパク質が設定されその基準と、各食品アミノ酸組成とを比較したもの。

必要量

	乳児～4月	～2才	10才	成人
ヒスチジン	28	?	?	8～12
イソロイシン	70	31	28	10
ロイシン	161	73	42	14
リジン	103	64	44	12
メチオニン＋システイン	58	27	22	13
フェニルアラニン＋チロシン	125	69	22	13
スレオニン	87	37	28	7
トリプトファン	17	12.5	3.3	3.5
バリン	93	38	25	10
計（ヒスチジン除）	714	352	214	84

必須アミノ酸必要量評価（mg／体重kg／日）RDA10th. Edition

タンパク質を使ってみたい
適量のタンパク質は次の状態に有益であるかもしれない

- 活力とスタミナの快復
- 虚弱体質の改善
- 疲労の快復
- うつ状態を緩和する
- 記憶力を増進する

- ストレスの消耗を補う
- 日焼け、火傷、組織の補修に
- 目の健康維持

- 免疫能増進
- 病気の快復を早める
- 化学物質中毒
- むくんだ、黄色い肌を美しくする

- 肺炎、肺気腫
- むくみを改善する

- 食欲不振の快復
- 腸炎、回腸末端炎
- 神経炎

- 指のさかむけを治す
- 爪の発育を良くする

- アルコール中毒を改善
- 発育遅延
- くすんだ、乾いた、脆い、細い髪を美しくする
- 老人性痴呆、シミを防ぐ
- 躁鬱病、分裂病、夜尿症
- 妊娠と栄養、肥満の改善
- 手術時、長期療養
- 傷の治りを早くする

- 子供の歯並びの乱れ予防
- 高エストラジオール血漿
- シミの予防

- 結核
- 乳腺炎
- 低血圧の改善

- 筋肉が衰える
- 肌荒れ、かさかさを治す

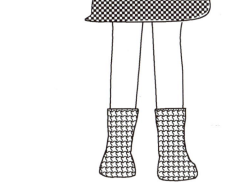

赤字は必要性が高い
所要量は、良質のタンパク質を、体重1kg当たりおよそ1g

肌の美しさとは

若々しい肌
若々しい肌は張り切って薄く伸びている。表面は滑らかで潤いがあり白く透き通って美しくピンク色に見える。肌の真皮には、弾力線維（縮む）や膠原線維（伸びる）、結合線維（密着）が網の目のようにからみ、しっかりした土台を形成している。その下の皮下組織に適当に豊かな脂肪がついて、肌にふっくらとした柔らかさを与えている。

滑らかしっとり
肌の表面の模様が小さくて目立たないと、肌のきめは細かくなり、滑らかになり、いわゆる色白のみずみずしい餅肌に見える。逆に肌の表面にある溝が深かったり、毛孔がひらいていたりすると、肌は凹凸が大きくて、きめが荒く見える。肌が美しいということは、肌の表面がいつも滑らかでしっとりと潤っていることである。

色白
皮膚を見る時は、外部からの光線が皮膚に当って反射したのを見ている全部の光線が反射してくると皮膚は綺麗に白く見えるが、メラニンが多かったり、肌荒れのような変化があると、光が1部吸収されるので黒ずんで見えるようになる。皮膚には透明度があり、皮膚が透きとおっているほど色はきれいに見える。角質が厚かったり、皮膚がたるんだりしていると透明度は低下し、皮膚が張っていると透明度は高くなる。表皮の水分が少ないと、年寄りの皮膚のように艶がなく、汚く見える。

張り
肌の張りは、肌の含水量とも関係している。肌に弾力を保たせるのは真皮の中にある色々な線維と、各線維の間にある、コンドロイチン硫酸ヒアルロン酸、ムコ多糖類などである。紫外線や栄養不足などの影響でこの構造に変化が起こると、肌の張りが失われ、しわの原因になる。

肌荒れ
肌の水分がどんどん蒸発してしまったら、表面はカサカサに乾き、更に角質の脱落が順調にいかなくなり、ザラザラと荒れて汚くなる。
肌は、皮脂腺から脂を分泌し、表面に脂肪の膜を張って、水分の蒸発を最小限に防いでいる。この皮脂腺の働きを高めているのが副腎皮質ホルモンで、このホルモンの分泌が悪くなると、真皮の弾力線維が衰え肌を緊張させる力が弱まり、肌がたるんできてしわになる。卵巣から分泌される女性ホルモンは、皮下組織に豊かな脂肪層をつくる。ホルモンの分泌が盛んなうちは、肌はふっくらとし、皮下脂肪が日光を反射して張りと艶のある色白のみずみずしい餅肌を形成する。

肌の新陳代謝
肌の最上部の角質層がたえず新しい細胞と入れ替わると、新しい肌の細胞が表にあらわれ、肌は若々しくなる。反対に肌の生まれ変わりのスピードが落ちてくると、表皮の角質が次第に厚くなり、光線を乱反射して黒ずんで見え、ザラザラとした、見苦しい肌になってしまう。

曲線美
体の丸味、柔らかい肌の感触、胸から腰、太腿にかけての曲線美は、全て皮下脂肪の多いか少ないかによる。皮下脂肪は日光を反射させて肌の色をより白く見せたり、皮下の血液をよく透き通して、肌の血色を健康的に見せたりする。

素肌美と栄養

タンパク質　タンパク質を十分に摂らないと健康な皮膚はできない。皮膚が綺麗になったり汚くなったりする根本は、タンパク質の摂りかたによる。

ビタミンA　柔かな、艶のある肌を作るには、十分なAを摂取することが大切である。Aが足りない人は、皮膚が荒れ、毛穴の部分が硬くなり、ブツブツのある肌ができる、汗腺や脂腺の働きが弱って、皮フの水分が減り、張りが無くなり、皮膚が過度に角化して、肌荒れがひどくなりやすい。

ビタミンE　Eは皮膚の毛細血管の血行を良くする。真皮の弾力線維、膠原線維を日光による酸化障害から護り、働きを高める。中年になってシワができ始めたら、Eを十分に摂取することが、肌の若返りに必要である。

ビタミンB2　B2は皮膚の新陳代謝を盛んにし美しくする、皮膚や唇を滑らかにする。目の角膜を美しくする。B2が足らないと、まず目の縁にある小さい血管が充血して、ちょうど腐った魚の目のように汚く濁ってしまう。皮膚が角化して硬くなり、皮脂腺が崩れて脂肪が滲みだし、脂性肌になり、頭皮は脂っぽく、白髪になる。唇が厚ぼったく見えるようになり荒れ、上唇にしわができたり、口角が切れたりしやすい。

ビタミンB6　B6はタンパク質利用に必須のビタミンである。皮膚や粘膜の細胞はB6が足らないと、働きが衰えて、色々な皮膚炎や粘膜疾患が現れる。脂性肌、湿疹、口角炎、ふけなどがでやすい。

ビタミンC　十分にCがあると、コラーゲンが正常に作られ、張りと弾力のある皮膚となる。コラーゲンは保湿作用があり、皮膚がしっとりと潤う。
Cはメラニンの生成を抑え、更に褐色メラニンを還元して淡くし、皮膚を色白にする。日光による活性酸素の害から皮膚を護り、しわしみを防ぐ。

亜鉛　タンパク質合成に働き、肌の生まれ変わり、傷の早い治りに重要です。ビタミンAを血流で運ぶ、運搬タンパク質合成に必要で、欠乏するとA欠乏症に似た、暗い所で見えにくいような症状も現れます。抗酸化酵素の構成成分にもなっています。

運動　少し汗ばむ程度に歩くことは、健康に良いだけでなく、肌にも輝きを与える、肌の手当をいくらしても、体を動かす努力がなければ、美しい肌はつくれない、運動は血行を良くし、皮膚に酸素と栄養を与える。

マッサージ　外から幾ら化粧品を塗っても、真皮まではなかなか入らないので、しわの治療にはならない。マッサージは、真皮に直接刺激を与え、代謝を良くして、しわの予防にも改善にもなる。真皮に必要なタンパク質やビタミンC、B5、Aを十分補給するのがよい。弾力線維その他の組織は全部が蛋白質でできている。食事は魚、大豆、卵など多く摂りたい。

糖質のお話

糖質　　含水炭素あるいは炭水化物とも呼ばれる、Cn(H2O)mの構造式で表され、加水分解すれば単糖類とその誘導体を生じるものをいう。

種類
- アルドース：アルデヒド基(-CHO)を持つ単糖類で、ブドウ糖など。
- ケトース　：ケトン基(=CO)を持つ単糖類で、果糖など。

○単糖類：糖質の基本形態、骨格炭素数が３〜７個のものがある。
　　　　トリオース、テトロース、ペントース、ヘキソース、ヘプトース
○二糖類：単糖類が２個結合したもの。
- マルトース(麦芽糖)：ブドウ糖＋ブドウ糖
- サッカロース(砂糖)：　〃　　＋果糖
- ラクトース(乳糖)　：　〃　　＋ガラクトース(脳糖)

○オリゴ糖類：単糖類が２〜６個縮合したもの。
○多糖類：単糖類が７個以上縮合したもの。
- ホモ多糖類：同種の単糖類の縮合体‥でんぷん、グリコーゲン
- ヘテロ多糖類：２種以上の単糖類の縮合体‥
  - ヒアルロン酸　　　：グルクロン酸＋アセチルグルコサミン
  - コンドロイチン硫酸：　　〃　　　＋アセチルガラクトサミン
  - ヘパリン　　　　　：　　〃　　　＋グルコサミン

働き

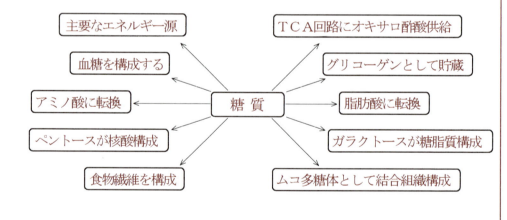

構造

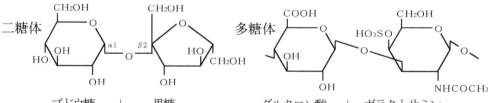

ブドウ糖　＋　果糖
サッカロース(砂糖・分子量３４２)

グルクロン酸　＋　ガラクトサミン
コンドロイチン硫酸A(分子量１〜５万)

糖質と健康

糖質の吸収利用	糖質が消化されると、ブドウ糖、果糖、ガラクトースの単糖になる。果糖とガラクトースは肝臓においてブドウ糖に転換され、血液中に放出される。ブドウ糖の一部は肝臓と筋肉でグリコーゲンに転換され貯蔵される。過剰な血糖は、インスリンの作用で脂肪細胞や肝臓で脂肪に変えられる。筋肉や肝臓ではブドウ糖の一部からアミノ酸が合成される。
エネルギー源	脳と赤血球、白血球、副腎髄質、激しい運動時の筋肉、腸粘膜はブドウ糖をエネルギー源とする。脳以外は解糖系に依存するので、乳酸が生成する。乳酸は肝臓、腎臓でブドウ糖に転換される。脳ではブドウ糖が酸化され、二酸化炭素と水に変えられるので、絶えず補給の必要がある。
脂肪酸	肝臓、腎臓皮質、心筋、骨格筋は、脂肪酸を主として使う、絶食時には、脳や心筋、骨格筋、副腎皮質は脂肪酸の代謝産物であるケトン体をエネルギー源として使う事ができる。 脂肪酸のグリセロールと一部アミノ酸からブドウ糖が新生できる。
脳とブドウ糖	安静時に、脳はエネルギーの約１８％を消費する。肝臓と筋肉は２０％である。活動時には脳と肝臓は安静時の２倍、筋肉では２０倍を消費すると言われる。成人男子の脳は１日約１２０ｇのブドウ糖を消費する。成人血液量は約４．５リットルで、血糖値７０〜１３０ｍｇ／ｍｌとすれば血液中のブドウ糖は３〜６ｇと僅かで、１時間程度で消費される。肝臓には約５０ｇのグリコーゲンが蓄えられ、血中ブドウ糖低下時に放出され、血糖値を一定に維持する。 十分な血糖は脳を活性化する。筋肉ではブドウ糖転換酵素が無いために貯蔵グリコーゲンはブドウ糖に変わらず、乳酸に代謝される。
血糖の軽い低下	少し激しい運動をした後とか、帰宅時の学生やサラリーマン、夕食の支度に忙しい主婦などは、血糖が低下して６０〜７０ｍｇ／ｍｌとなることがる。この糖レベルでは、怒りっぽくなったり、更に下がって５０〜６０ｍｇになると攻撃的になったりすることがある。少しのおやつや甘い物を摂れば避けられる。
血糖の異常	血糖の適正維持にホルモンが働く、食後の高血糖では、インスリンが血糖を組織に取り入れて下げる、空腹時、低下した血糖を補うグリコーゲンの分解放出や、タンパク質を分解し糖新生に働くのがグルカゴン、アドレナリン、コルチゾル、成長ホルモンである。このバランスが崩れると糖尿病や低血糖症が惹き起こされやすい。
低血糖症	南米インデアンのクオレ族を調査した人類学者ボルトンは、耐糖試験の結果、凶暴性は低血糖によると結論した。 オハイオ州保護観察官バーバラは、２００人以上の犯罪者に、低血糖改善食を与えたところ再犯率が０となった。犯罪者には低血糖症が高率（８０〜８５％）に存在すると報告されている。

低血糖症のお話

低血糖
血糖は１００ｍｌ当たり６５〜１０５ｍｇに保たれている。空腹時５０ｍｇ以下を低血糖という。脳中枢神経系は、グルコースをエネルギー源としているので、血糖の低下で、脳機能が異常を呈しやすい。

血糖低下の原因
①産生の低下：肝障害、下垂体副腎機能低下、アルコール性低血糖
②消費の過剰：インスリノーマ、膵臓腫瘍、降糖剤の使用過剰
③食事性　　：栄養性低血糖、胃切除者の低血糖、機能性低血糖

低血糖症
低血糖症はかっては通俗的な症状であったけれど、現在はあまり注目されない。低血糖症状には２種類あって、１つは、食事の間隔が長く開いて、食事から補給された糖が消え、必要な糖を体内で作り補給できない場合である。激しい長時間の運動を続け、消費が増大し、新たに生産しにくい場合である。
反応性低血糖症は、食事からの砂糖過剰摂取に過剰反応して、正常な糖バランス機構を失うために起こる。反応性低血糖症は、糖尿病の早期のサインである。低血糖症は色々な症状を起こすことがあるので主治医と相談されるとよい。もし慢性の低血糖症を持っているなら虚弱で病身、考えが混乱したり、ぼんやりする、いらいらする、動悸がするなどが起こるかも知れない。

血糖とホルモン

食事 → 血中グルコース上昇
　↓
　分泌 ──→ インスリン ──→ 脂肪組織・脂肪合成
　　　　　　　　　　　　　　筋肉・タンパク質合成
　　　　　　　　　　　　　　肝臓・グリコーゲン合成

空腹時 → 血中グルコース低下
　↓
　分泌 ──→ グルカゴン　　　→ 肝グリコーゲン分解糖放出
　　　　　　アドレナリン　　　　肝グリコーゲン分解糖放出
　　　　　　コーチゾル　　　　　アミノ酸から糖合成放出
　　　　　　成長ホルモン　　　　肝グルコース放出
　── → 血中グルコース正常化

甲状腺機能低下
甲状腺機能低下症においてはコーチゾルの分泌が減少し、タンパク質からの糖新成スピードが低下するので血糖の回復が遅れる。
ストレスが長期に続くと、肝臓において、タンパク質から糖の新生が十分にできなくなり、低血糖が発現しやすい。
甲状腺機能低下の影響で機能が低下した肝臓は、グルコースの取り込みスピードが遅くなる、この結果、空腹時耐糖試験で糖レベルが高くなる。
糖尿病予備軍は、実際に甲状腺機能低下症であるという説がある。
甲状腺ホルモン投与による治療は、コーチゾル代謝を正常化する。

糖尿病のお話

糖尿病
糖尿病はインシュリンの作用不足によって、血糖値が高くなる病気で糖質だけでなく脂質、タンパク質代謝にも異常を起こす。
高血糖状態が続くと、ブドウ糖による組織タンパク質との糖化反応が促進され、糖化LDLが増加し、糖化タンパク質の代謝からフリーラジカルが産生される。高血糖は血管壁と血小板のプロスタグランジンの代謝異常を起こし、血栓形成傾向となり、フリーラジカルも形成される。その結果、血管に障害が起こり、眼底出血や腎臓障害、末梢神経障害などさまざまな合併症が現れてくる。

糖尿病の分類
インシュリン依存型糖尿病（IDDM、1型DM、若年型糖尿病）
膵臓のβ-細胞が、自身の免疫によって攻撃破壊される。自己免疫疾患とされ、破壊機構にフリーラジカルの関与が示唆されている。

成人型糖尿病
インシュリン非依存型糖尿病（NIDDM、2型DM、成人型糖尿病）
遺伝的素因が大きく関わるが、過食や栄養素不足などの食生活、運動不足、肥満、ストレス、加齢などが加わり発症する。男女とも40〜50才代の発症が多い。

病気のスタート
多くの場合、自覚症状無しに徐々に病気が進行する。
インシュリンは、空腹をコントロールし、エネルギー生産を調整し、脂肪を燃やし、筋肉を形成し、コレステロール利用に働いている。
ひどいインシュリンの作用低下は、糖尿病として知られるが、僅かなインシュリンの機能低下では、糖質からのエネルギー転換が減り、脂肪が生産され、甘いものをほしがり、コレステロールレベルが高くなる。このことはあまり知られていない。要するに、疲れやすく、甘い物を欲しがり、体脂肪が増加気味で、検査でコレステロールが少し高いという状態が、糖尿病のスタートの可能性がある。
疑わしいと思ったら、主治医に相談する。

未然に防ぐ
暴飲暴食をしない、運動を十分にする、よく歩く、そして標準体重を維持する、ストレスをためない、検査を定期的に受けるなどが大切である。

進行すれば
病気が進行すると、自覚症状としては、のどが渇きやすい、尿量が増加する、だるい、目がかすむ、性欲が減退する、かゆみがある、手足の先がしびれるなどの症状が現れる。

合併症の発現
進行した糖尿病で恐ろしいのは、重い合併症が惹き起こされることで合併症を予防すること、進行を抑えることが最も大切である。

栄養剤が必要
代謝を改善し、体内酸化を防ぐ栄養素は特に重要である。主治医とよく相談して服用することを薦めたい。

糖尿病と合併症の予防

成人型糖尿病では、インシュリンの分泌は正常だが働きが低下している場合が多い、これに栄養面で有効と考えられるものは.

○クロム
体内でのインシュリン作用の正常化、血糖値の正常化を助ける. 中国の科学者と米国農務省の最新の研究で、糖尿病患者が多量のクロム補助剤を服用したところ、インシュリンと血糖値が通常レベル近くまで低下.

○ビタミンB3（ナイアシン）
コレステロールや糖質の代謝に重要な働きを示す、耐糖能には欠かせないもので、糖尿病をコントロールする重要なカギとなる栄養素である.

○ビタミンB6
神経障害を併発する糖尿病患者に有効だが、そうした患者の多くにはビタミンB6の欠乏が見られる. さらに、妊娠糖尿病の緩和に役立つことが分かっている.

○マグネシウム
欠乏はブドウ糖の不耐性と関連を持っており、高齢者にマグネシウムを与えたら、ブドウ糖の処理が向上した事が判った. マグネシウムはインシュリンの分泌を促し、血糖の運搬を助ける働きがある.
糖尿病性網膜症や糖尿病患者の心臓病併発を防ぐ.
マグネシウムが細胞に入りこむためにビタミンB6が必要、併用することにより大きな効果を発揮する.

○カリウム
インシュリン感受性を改善し、心臓病のリスクを低下.

○亜鉛
正常な血糖値調節のために欠かせない.
インシュリンの生成、分泌、活用に必要で、亜鉛の欠乏が糖尿病を招き易いと訴える科学者もいる.
亜鉛はインシュリン代謝に関連する体内の化学反応に欠かせない大切な構成成分である.
また、亜鉛はブドウ糖耐性を向上させるという結果が動物実験を使って出されている.

○抗酸化栄養素（ビタミンC、E、アルファリポ酸、フラボノイド、グルタチオン、亜鉛、セレンなど）
体内でのブドウ糖の新陳代謝はフリーラジカルを多量に生み出し、ブドウ糖を酸化し、有害分子が生まれる基礎を作る. 抗酸化物質が酸化によるダメージから体を守り、糖尿病発症のリスクを下げてくれる.

○ビタミンEとCには血糖値を下げる働きがある.

―糖尿病予防のチェックリスト―
□ 糖尿病の遺伝的体質の有無
□ バランスの悪い食事
　（栄養素不足、糖質、飽和脂肪過剰）
□ 肥満
□ 運動不足
□ ストレス

発病素因の継続
↓

―糖尿病予備群に進行―
□ 空腹時血糖１１０～１２６mg
　（正常値１１０mg以下）
□ ヘモグロビンA1c　７％以上
　（正常値６.９％以下）

健康管理しないと
↓

―糖尿病の発症―
□ 口渇、多尿、多食、倦怠、体重減少
□ 空腹時血糖１２６mg以上
□ 糖尿病性網膜症
　（疑わしい→耐糖能の検査）

コントロール順調
↓

―食事、運動療法が大切―
□ 栄養と運動
　（良好な血糖コントロール数値）
□ 空腹時血糖１３９mg以下
□ ヘモグロビンA1c　７.９％以下

コントロール失敗
↓

―血糖コントロール不良では―
□ 糖化蛋白の増加
□ ソルビトール増加
□ 過酸化脂質の増加
□ 栄養素代謝低下
□ 各種ビタミン利用低下

合併症発病
↓

―致命的な合併症進行の予防―
□ 腎臓の障害
□ 目の障害
□ 神経の障害

脂質のお話

脂質　タンパク質、糖質に対応する言葉で、生体を構成する3大栄養素である。有機溶媒に溶け、水に溶けない、生体に有用な物質を脂質いう。

分類　単純脂質：中性脂肪、コレステロールなど
　　　　複合脂質：リン脂質、糖脂質、硫脂質、リポタンパク質など
　　　　誘導脂質：脂肪酸、脂溶性ビタミン、プロスタグランジンなど

働き

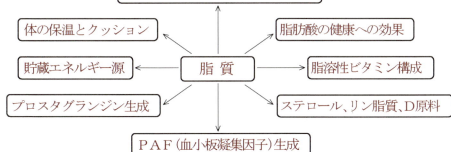

脂肪酸　天然の脂質の加水分解によって生成されるモノカルボン酸をいう。2重結合が無いものを飽和脂肪酸、1つあれば単価不飽和脂肪酸、2個以上あるものを多価不飽和脂肪酸と呼ぶ。
　　飽和脂肪酸：牛脂、豚脂、バター、鰻、ベーコン、チーズ、牛乳に多い
　　単価不飽和脂肪酸：オリーブ油、鰻、ベーコン、鮪とろ、アボガドに
　　多価不飽和脂肪酸：植物油、ナッツ類、鮪とろ、鰻、さば、ぶりに

二重結合位置で　構造的に脂肪酸を構成するカルボン酸の反対側をωといい、その炭素を$\omega-1$とする、そこから2重結合が始まる炭素の位置番号で$\omega-3$、$\omega-6$、$\omega-9$脂肪酸と呼ぶ。

必須脂肪酸　$\omega-3$系（α-リノレン酸、EPA、DHA）と$\omega-6$系（リノール酸、アラキドン酸）の脂肪酸を必須脂肪酸という、その必須の理由は、細胞膜を構成しその活性に関与する役割とプロスタグランジンを生合成するためである、$\omega-3$と$\omega-6$脂肪酸で誘導されるプロスタグランジンの作用が異なり、健康のためには摂取量のバランスが大切である。

脂質の消化吸収　摂取した脂肪に、腸で分解酵素のリパーゼと胆汁酸塩が協同して働き主に遊離した脂肪酸と脂肪酸1個が残ったグリセロール、さらに小量の脂肪酸が2個残ったグリセロールが生ずる、これらは混合粒子の形となり腸粘膜から吸収される、腸細胞は、吸収された脂質とタンパク質から、新たなキロミクロンと呼ばれる粒子を作り、リンパ循環に分泌する、次いで胸管から血流に入り、リポ蛋白分解酵素により脂肪酸が遊離し、脂肪組織などに取り込まれ、次いで肝臓に取り込まれる。

脂質と健康(1)

現代食の欠点
現代の食事傾向で、健康に悪い影響を与えると指摘されている点は
①動物性脂肪の摂取が多すぎる。
②脂肪の摂取総量と植物性脂肪のリノール酸摂取量が多すぎる。
③野菜の摂取が少なく、砂糖と塩の摂取が多すぎる。
④精製加工食品の増加でビタミン、ミネラル、繊維の摂取量が減少。

飽和脂肪酸
肉類、バターなど動物性脂肪には飽和脂肪酸が多い、飽和脂肪酸は血中コレステロールを上げ、過酸化したコレステロールが動脈硬化や成人病発症の原因となる。個々の飽和脂肪酸の作用は

ミリスチン酸
ラウリン酸
ステアリン酸
酪酸～デカン酸
炭素数14のミリスチン酸はコレステロール上昇作用が最も強い。
炭素数12のラウリン酸と16のパルミチン酸は上昇作用が弱い。
炭素数18のステアリン酸はコレステロール値に殆ど影響しない。
炭素数4から10の飽和脂肪酸はコレステロール値に影響しない。

1価不飽和脂肪酸
オリーブ油の70％はオレイン酸である、オレイン酸は悪玉コレステロールを下げるが、全玉コレステロールは下げない。また組織に含まれるオレイン酸が、他の脂質の過酸化を防ぐ働きがあることがわかった。オリーブ油には血圧を下げ、血糖を下げる働きもある。

多価不飽和脂肪酸
生理活性物質のプロスタグランジン、トロンボキサン、ロイコトリエンが産生され、免疫系や血液凝固系など重要な働きをする。
原料となるリノール酸の相対的な摂取過剰で生理活性のバランスを崩している。また、多価不飽和脂肪酸は極めて酸化しやすいので抗酸化栄養素が不足の場合は、体内過酸化脂質の生成を助長する。

リノール酸（ω-6系油）
リノール酸はω-6位から二重結合が始まるのでω-6系列油という。
リノール酸は悪玉、全玉の両方のコレステロールを低下させる。
リノール酸からアラキドン酸を経て生合成されるエイコサノイドは動脈硬化、血栓症、喘息、関節炎、アレルギー、ガンのリスクを高める。

α-リノレン酸（ω-3系油）
えごま油、亜麻仁油に多いα-リノレン酸と魚に多いEPA、DHAという油は二重結合がω-3位から始まるのでω-3系油という。
EPAを経て生合成されるエイコサノイドはω-6系油と反対に血栓、炎症、アレルギー、発ガンを抑えるように働く、またDHAは脳神経細胞膜と目の網膜に特に多く含まれて膜の働きに大切である。
魚介、海草、野菜の多い従来の日本食はω-3系油に富んでいるが最近は、肉と植物油のω-6系油が増えている。ω-3系油とω-6系のバランス変化の影響が、成人病やガン、アレルギー増加の原因の1つではないかと考えられている。

トランス型
トランス型脂肪酸はマーガリンに含まれている。1価不飽和脂肪酸でもトランス型は、悪玉コレステロールを上昇させ、全玉を低下させる。トランス型脂肪酸は膜の流動性と機能性を低下させる。

脂質と健康(2)

脂肪の食べ過ぎ 脂肪の多い食事を摂ると、どんな種類の脂肪でも、食後１時間で赤血球がくっついて塊まりやすくなる。６時間後が最も塊まりかたがひどくなり、血液の流れが、血管により滞ってしまう場合もある。そうなると末梢では栄養と酸素が欠乏状態となる。１２時間経ってやっと元の流れの状態に戻る。
飽和脂肪を多く摂ると、血小板も塊まりやすくなる。

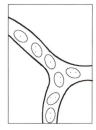 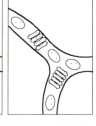

食前の血流　　　高脂肪食の６時間後

血流の低下で 当然血流が低下して組織に運ばれる酸素と栄養素が減る。そのために疲れやすくスタミナがなくなり、胸痛や心臓発作を誘発したり、脳では一過性の虚血性脳発作が起きたり、内耳では血流低下により聴力低下耳鳴り、めまいを起こしたり、肺では機能が低下したり、足では間欠性跛行が起こりやすくなる。
食後の血液中に過剰に増えた脂肪はインシュリンの働きを妨げる。また免疫系の血液細胞の働きを妨げるので免疫力が低下する。

高脂肪食は 脂肪を多く摂ると胆汁酸の分泌が増し、腸管で細菌により発ガン物質に転換することがる。
動物性脂肪をとる女性は初潮が早く、月経障害が強く、閉経が遅い。

オリーブ油 オリーブ油の最高級品は、冷圧法で絞ったエクストラバージンオイルである。これを軽く加熱処理したものをバージンオイル、更に溶剤で抽出し精製したものをピュアオリーブ油という。
エキストラバージンオリーブ油は、香りが豊かで揚げ物、炒め物、マヨネーズなどに最適である。

リノール酸油 紅花油やごま油の未精製のものは独特の良い香りがする。適量をマヨネーズなどに使えるが、加熱すると、酸化されやすく、またトランス型油ができやすい欠点がある。また、体内で誘導されるＰＧはアレルギーや炎症、ガンのリスクを高めると考えられている。

飽和脂肪 ヤシ油（ココナッツ油、ここ椰子）はラウリン酸とミリスチン酸が多いので加熱による酸化のリスクはないが、コレステロール上昇作用が心配される。パーム油（あぶら椰子）はパルミチン酸とオレイン酸が多く、加熱のリスクが少なく、血液凝固を抑制する作用も持っている。

バター 味が良くどんな料理にもむき化学的に安定しているが、飽和脂肪酸が必須脂肪酸を含まない。生で無塩のものを少量使いたい。

油の使い分け 揚げ物にはオリーブ油、パーム油が使える。マヨネーズ、ドレッシングには、えごま油、亜麻仁油、またはリノール酸油が薦められる。

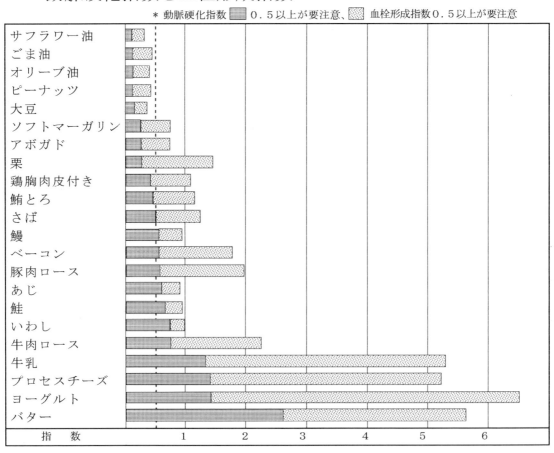

最近の研究により、脂肪酸の働きが次第に明らかになっている。ミリスチン酸(14:0)は血中コレステロールの上昇作用が強く、パルミチン酸(16:0)は弱い、ステアリン酸(18:0)はほとんどない。オレイン酸(18:1)は低下作用があり、しかも善玉であるHDLを下げない、リノール酸(18:2)は低下作用があるが、大切なHDLも下げてしまう、またアラキドン酸(20:4)は血小板凝集作用が強いが、EPA(20:5)は血小板凝集を抑制するなどである。このような脂肪酸の働きを総合して評価できるように、英国の食品科学研究所が提唱している食品や食事の動脈硬化指数と血栓形成指数がある。その計算式は下記のとおり、どちらの数値も0.5以上の食品は要注意とされている。

$$動脈硬化指数 = \frac{ラウリン酸(12:0) + 4 \times ミリスチン酸(14:0) + パルミチン酸(16:0)}{\omega-6、\omega-3 + オレイン酸(18:1) + 他の1価不飽和脂肪酸(MUFA)}$$

$$血栓形成指数 = \frac{ミリスチン酸 + パルミチン酸 + ステアリン酸(18:0)}{0.5 \times オレイン酸 + 0.5 \times MUFA + 0.5 \times \omega-6 + 3 \times \omega-3 + \omega-3/\omega-6}$$

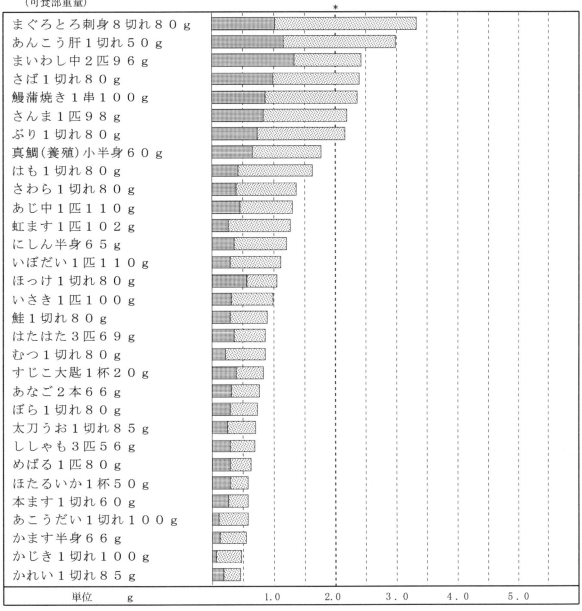

エイコサペンタエン酸(EPA)、ドコサヘキサエン酸(DHA)を、1日＊2ｇ以上摂れば血栓症(心筋梗塞、脳梗塞)に対し予防効果があると言われる。日本人のEPAの1日摂取量は漁村で2.6ｇ、農村で0.9ｇ、都市で0.5ｇであり、エスキモーは13ｇ摂っているとの報告がある。

プロスタグランジン

プロスタグランジンは、細胞膜のリン脂質成分の多価不飽和脂肪酸から生合成される脂肪酸で、構造的にカルボン酸基と5員環のシクロペンタンとα鎖ω鎖を有する。極めて強力な局所ホルモン様の生理活性物質で、微量が作られ短時間に分解される。

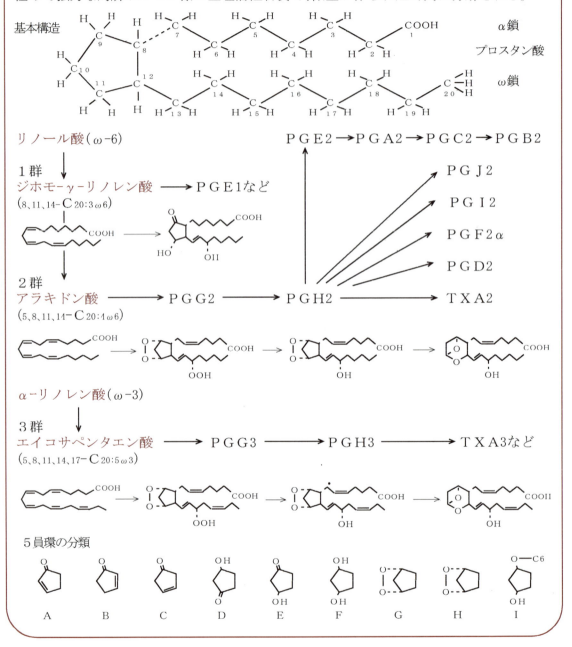

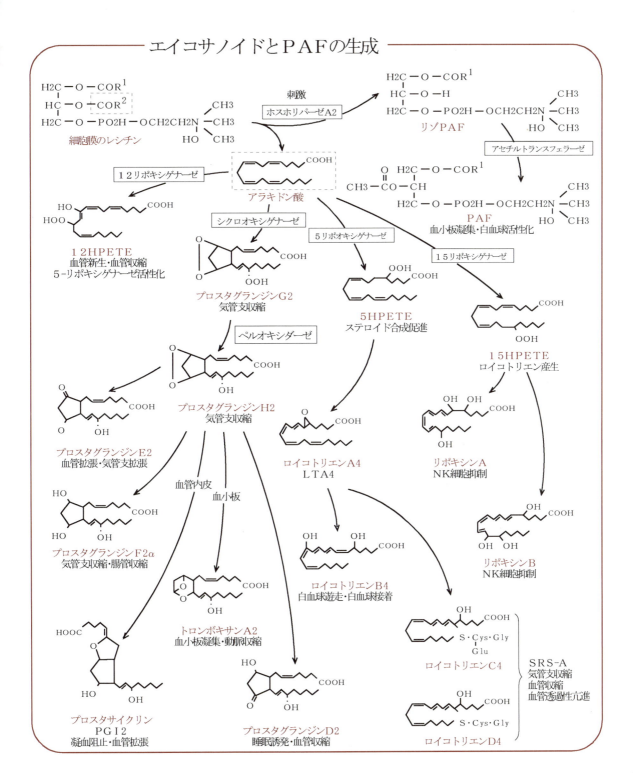

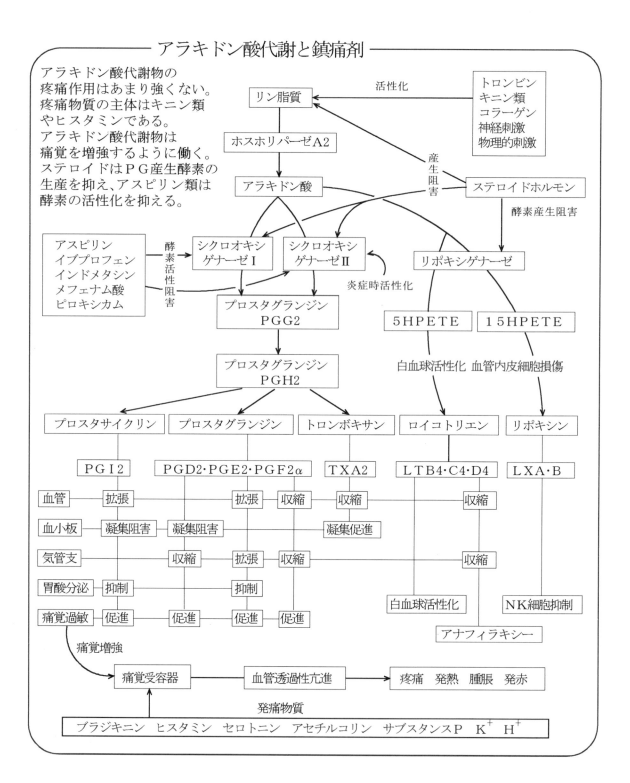

代表的なエイコサノイドの生理活性

生理活性	PGD2	PGE1	PGE2	PGF2α	PGI2	TXA2	LTD4	疾患との関連
中枢(睡眠)	誘発		誘発	誘発				不眠
発痛・発熱	抑制	刺激	刺激	刺激	刺激			炎症
神経細胞	脱分極			脱分極				神経刺激
血管平滑筋	一部収縮	拡張	拡張	収縮	拡張	収縮	収縮	高血圧
血管透過性		亢進					亢進	炎症
血圧	降下	降下	降下	上昇	降下		降下	高血圧
心筋		収縮						心疾患
気管支平滑筋	収縮	拡張	拡張	収縮	弛緩	収縮	収縮	気管支喘息
子宮		弛緩	弛緩	収縮				
子宮(妊娠)		収縮	収縮	収縮	頸部弛緩			出産困難
血小板凝集	阻害	阻害	阻害		阻害	凝集促進		血栓
免疫		抑制	抑制	活性化		活性化	活性化	炎症
肥満細胞	抑制	抑制	抑制		抑制			気管支喘息
胃液分泌		抑制	抑制		抑制			潰瘍
胃粘膜		保護	保護	保護	保護			潰瘍
胆汁		促進	促進					消化不良
膵液		抑制	促進		抑制			消化不良
腸管運動	亢進	弛緩	亢進	亢進			亢進	下痢・便秘
腎血流量	増加	増加	増加	増加	増加	低下		腎不全
Na+利尿	促進	促進	促進	促進	促進			利尿
レニン分泌	促進	促進	促進		促進			高血圧
抗腫瘍	抗腫瘍							発ガン
LH分泌	阻害							性周期
黄体				退行				性周期

赤字は作用が強いとされているもの

ビタミンAのお話

ビタミンA　天然にはレチノール(ビタミンA1)と3-デヒドロレチノール(A2)とそれらの誘導体が存在する。ビタミンAは動物体内で合成されず、植物が生成するβ-カロチンなどを摂取後、体内でビタミンAに転換される。カロチノイド600種の中50種がレチノールに転換できる。

ビタミンA構造

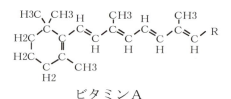

ビタミンA

	R
レチノール	CH_2OH
レチナール	CHO
レチノイン酸	COOH

Aの変換

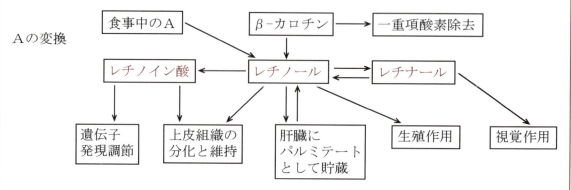

生理作用と不足症状（①〜⑫）

1) 薄明りの中で視力を保つ　　　　　　　（不足症状）
　　① 暗い所で見え難い　　　　　・・夜盲症
2) 皮膚と粘膜の健康を維持・・不足すると皮膚と粘膜が不完全で角化
　　（上皮細胞の分化低下）　→皮膚角質層が不整で粘膜が不完全となる
　　（ムコ多糖体の合成低下）→粘液が減少し粘膜が乾き傷つく
　　（免疫能の低下）　　　　→感染に弱くなる
　　（分泌腺の機能低下）　　→粘液やホルモンの分泌機能が低下する
　　② 肌の異常　　　　　　　　・・荒れ肌、ひび、しわ、いぼ、魚の眼、化膿
　　③ 呼吸器粘膜欠陥　　　　　・・よく風邪をひく、肺気腫
　　④ 眼球乾燥、結膜変化　　　・・目が乾く、ものもらい、角膜炎、失明
　　⑤ 泌尿器粘膜欠陥　　　　　・・腎結石、膀胱炎
　　⑥ 口腔、鼻粘膜欠陥　　　　・・舌のただれ、味覚、臭覚の喪失
　　⑦ 胃腸粘膜欠陥　　　　　　・・食欲不振、消化不良、潰瘍、アレルギー
　　⑧ 血管壁粘膜欠陥　　　　　・・血栓
　　⑨ 上皮細胞分化異常　　　　・・発ガンリスク増加
　　⑩ コラーゲン異常　　　　　・・骨の異常、皮膚の異常、ヘルニア、虫歯
　　⑪ 卵巣と子宮粘膜欠陥　　　・・生殖機能低下
　　⑫ RNA、蛋白代謝低下　　　・・発育不良、重い貧血、脊髄変性

ビタミンA欠乏で起こりやすい症状

赤字は欠乏の早期に起こりう

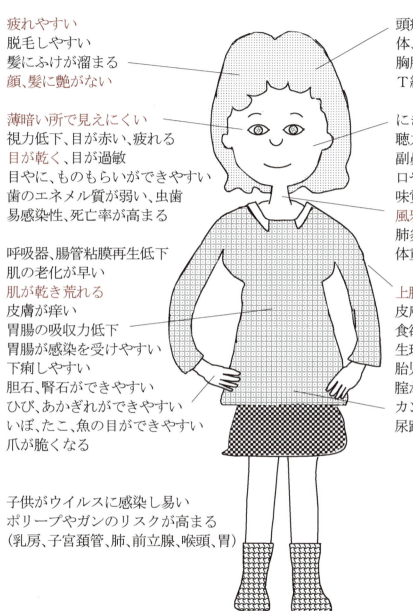

疲れやすい
脱毛しやすい
髪にふけが溜まる
顔、髪に艶がない

薄暗い所で見えにくい
視力低下、目が赤い、疲れる
目が乾く、目が過敏
目やに、ものもらいができやすい
歯のエナメル質が弱い、虫歯
易感染性、死亡率が高まる

呼吸器、腸管粘膜再生低下
肌の老化が早い
肌が乾き荒れる
皮膚が痒い
胃腸の吸収力低下
胃腸が感染を受けやすい
下痢しやすい
胆石、腎石ができやすい
ひび、あかぎれができやすい
いぼ、たこ、魚の目ができやすい
爪が脆くなる

子供がウイルスに感染し易い
ポリープやガンのリスクが高まる
（乳房、子宮頸管、肺、前立腺、喉頭、胃）

頭痛、不眠、ゆううつ
体、骨の発育が遅く悪い
胸腺が萎縮する
T細胞、B細胞数が減少

にきびができやすい
聴力が低下しやすい
副鼻腔炎になりやすい
口や鼻が乾きやすい
味覚や臭覚が低下する
風邪をひきやすい
肺炎になりやすい
体重減少

上腕の外側が鮫肌、鳥肌
皮膚膿瘍になりやすい
食欲がない
生理不順、妊娠しにくい
胎児の発育異常
膣が乾く
カンジダに感染しやすい
尿路感染を受けやすい

アルコールをよく飲む人、慢性病に罹かっている人、術前術後の人は十分な補給を。

ビタミンAを使ってみたい

ビタミンAは次の状態に有益であるかもしれない

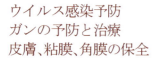

ウイルス感染予防
ガンの予防と治療
皮膚、粘膜、角膜の保全

脱毛、フケの改善
日焼け、肌荒れ、網膜出血
目の保全、ドライアイ
弱視、ビトー斑、白内障、緑内障
耳の感染、ニキビ
口内炎、口臭、ヘルペス

甲状腺腫、甲状腺機能亢進症
風邪、インフルエンザ、肺炎
喘息、気管支炎、肺気腫
狭心症、動脈硬化
多発性硬化症
糖尿病、黄疸、胆石
肝炎、黄疸、肝硬変
骨折、骨軟化症、くる病
胃炎、胃潰瘍
ポリープの改善
腎炎、腎結石、前立腺炎
クローン病、潰瘍性大腸炎

皮膚潰瘍、おでき、ひび、あかぎれ
火傷、皮膚炎、皮膚ガン
関節炎、滑液嚢炎、爪の障害

痛風

急性感染症
はしか、水痘
慢性疲労症候群
食欲不振、骨の発育

エイズ、ダウン症候群
ものもらい、結膜炎
眼精疲労、夜盲症予防
アレルギー性鼻炎
歯と歯茎の障害

炎症性声がれ
静脈洞炎、肺結核
肺ガン、ループス
欝血性心不全、心筋梗塞
乳ガン、乳腺症
嚢胞性繊維症
帯状疱疹
骨粗鬆症、背腰の痛み
筋ジストロフィー
床ずれ、壊疽
膀胱炎、月経過多
膣炎、カンジダ感染症
妊娠と授乳

皮膚の色々な障害
湿疹、膿痂疹、乾癬、いぼ

赤字はビタミンAの必要性が高い
所要量２０００単位：使ってみたい量１〜２万単位
胎児の催奇性の心配があるので、妊婦は５０００単位以下が望ましい

ビタミンAの摂取量分布

ビタミンAの摂取状況(平成11年度国民栄養調査、平成13年版による)
ビタミンA所要量に対する、摂取量の割合％(充足率％)分布
グラフは充足率を示す所帯の調査全所帯に対する割合(％)、全国平均 ■ 1人所帯 ▦

充足率%	全国平均	1人所帯
20%未満	2.4%	4.3%
20%〜	5.8%	9.3%
40%〜	9.0%	12.3%
60%〜	10.5%	12.1%
80%〜	11.0%	10.3%
100%〜		
120%〜		
140%〜		
160%〜		
180%〜		
200%〜		
220%〜		
240%〜		
260%〜		
280%〜		
300%以上		

1人所帯では48.3％、全国平均では38.7％の所帯が所要量を満たしていない(100％以下)。

β-カロチンのお話

β-カロチン　約６００種発見されているカロチノイド系植物色素の１つで、黄色オレンジ色をした果物や野菜の色のもととなる。

ビタミンA　植物がつくったβ-カロチンを動物が食べると、動物体内でビタミンAに転換する。Aに変わるカロチンは約５０種類が知られる。β-カロチンが最もその力が強い。

構造

β-カロチン

働き　①β-カロチンは腸または肝臓で分割して(赤矢印)ビタミンAとなる。
　　β-カロチンで補給すればAの過剰症を起こす心配がない。
　　β-カロチンそのものは、１日２００ｍｇ投与例で毒性はなかった。
　　ただ過剰摂取で掌や皮膚が黄色になることがある。
　　ＲＤＡはAの所要量に対しAとβ-カロチン半々の摂取を薦める。
　　血中のAが少ないと、β-カロチンが腸粘膜などでジオキシゲナーゼによりAに転換される。この反応は、血中のA量でコントロールされている。
　　しかし、この転換ができない場合がある。栄養学者がβ-カロチンを十分に摂っている農村婦人の暗順応を調べたところ非常に悪いので彼女らにビタミンAを与えた。その結果暗順応が著しく改善した。
　　動物実験によれば、β-カロチンからAへの転換にはビタミンB3、B5とメチオニンを必要とすることが判った。
　　白米野菜食では、ビタミンB3、B5とメチオニンが不足しがちでありそのためAに転換されにくいと考えられた。
　　また、Aへの転換には甲状腺ホルモンが必要であり、甲状腺機能低下の人はAの補給が必要である。
　　亜硝酸の存在も、転換の妨げになると言われる。

ガン　②抗酸化作用によって、ある種の前癌状態を逆転する、特に皮膚、粘膜肺、口、口腔、胃、大腸、子宮頚管子宮など。
　　更に異常細胞の成長を抑える。免疫を高め、粘膜を強化する。
　　但し、喫煙者がβ-カロチンのサプリメントを摂ると肺ガンのリスクが高まると考えられている。

心臓　③１日５０ｍｇ摂取で、狭心症発作を減らし、心臓病死を半減した。
　　ＬＤＬコレステロールが冠動脈を傷害するのを予防する。
　　④抗酸化作用によって、アルツハイマー病、慢性疲労症候群、男性不妊筋繊維症、乾癬、幾つかの視力障害に効果が期待される。

ビタミンDのお話

ビタミンD　自然界には、ビタミンD2とD3があるが、同じ生理活性を持つ。皮膚ではアセチルCoAからコレステロールが生合成される。その中間体の7-DHCが紫外線によってD3に変換し、肝臓と腎臓を経て活性化される。ビタミンDは、カルシウムとリンの代謝に関与する。

構造

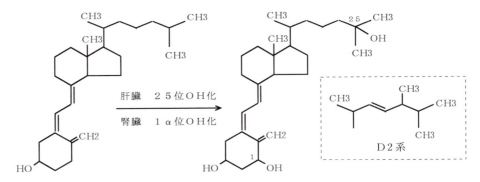

働き
① 小腸からのCaとリンの吸収を促進する。
② 骨からCaを溶出し、また骨にCaを沈着させ骨形成を促進する。
③ 腎臓尿細管でCa、リンの再吸収を促す。
④ 以上の結果、血中Ca濃度を維持し骨形成を助ける。
⑤ 細胞増殖を抑制し、分化を誘導する。

不足すると　Ca吸収不足と骨形成低下。
　　小児のD不足は‥骨成長の低下、O脚、X脚、背骨の湾曲、筋力低下。
　　成人では　　　‥骨軟化症、骨粗鬆症、骨関節炎になりやすい。
　　細胞代謝の変化‥免疫機能が低下、発ガンリスク増加。

過剰症　Dは過剰症の起こりやすい、危険なビタミンとされるが、腎臓で厳密に活性化調節がされているので、普通のD剤では過剰症の心配はない。ただ、Dを1日千単位、長年摂取すると腎臓にCaが溜まるとされる。

摂りかた　食事に十分なビタミンDがないと、食事やサプリメントのCaを吸収することができない。骨粗鬆症の予防に十分なビタミンDが必要である。週に2～3回魚を食べれば、Dが400単位程度摂取できて十分である。1日30分ほど、日光(UVB紫外線)を顔と手に浴びれば皮膚でD3が100単位できるとされる。しかし女性の化粧品のUVケアで効果が半減する。魚を食べない若い女性はDとCaの摂取が薦められる。頻繁な入浴や過度の石鹸洗いは、Dを作る皮膚の油を洗い流してしまう。高齢者はD3合成が低下するので400単位の活性D摂取が薦められる。Dの活性型への転換には、マグネシュウムとホウ素が必要である。

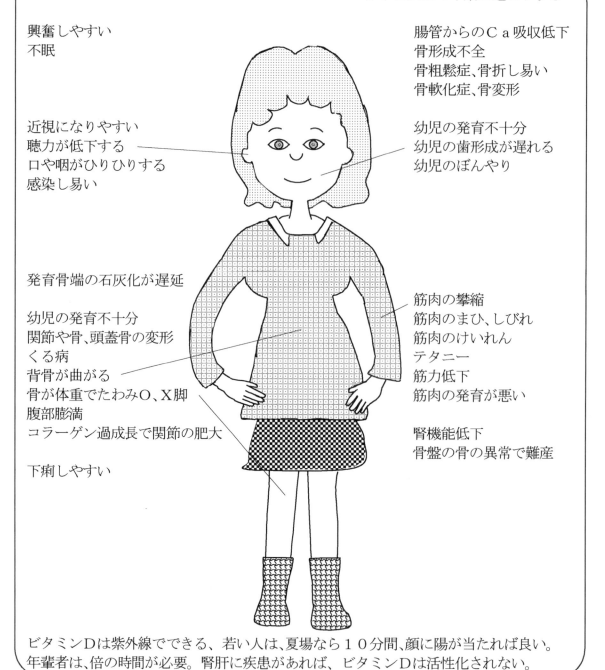

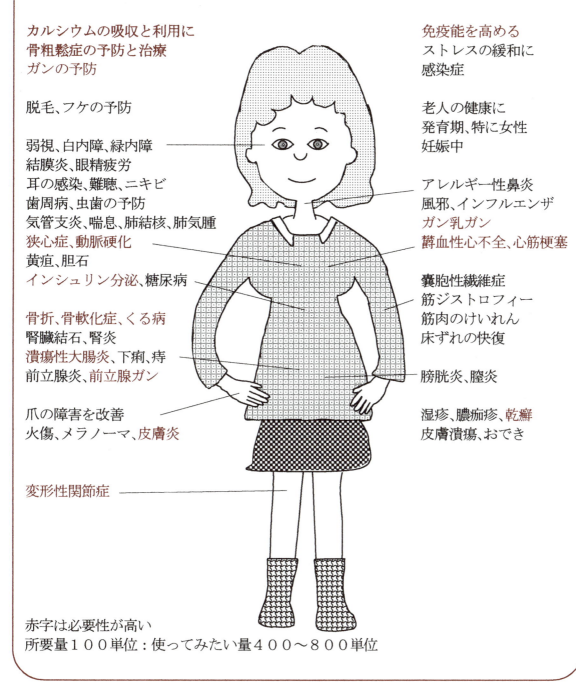

ビタミンEのお話

ビタミンE

天然のビタミンEは8種知られ、α-トコフェロールが最も活性が高い。
Eの基本的な働きの1つは、細胞膜を酸化から護ることである。
優れた抗酸化性によって心疾患、ガンの予防、老化遅延が期待される。

構造

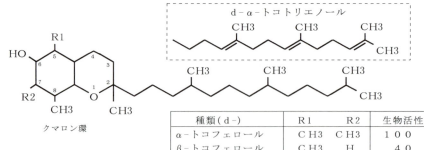

ビタミンE
(d-α-トコフェロール)

種類(d-)	R1	R2	生物活性
α-トコフェロール	CH3	CH3	100
β-トコフェロール	CH3	H	40
γ-トコフェロール	H	CH3	10
δ-トコフェロール	H	H	3
α-トコトリエノール	CH3	CH3	20

吸収と輸送

Eは胆汁酸塩と脂肪の存在で吸収され、吸収率は20～80％とされる。小腸でカイロミクロンを形成し、リンパに移行し、血流に入り、筋肉や脂肪組織に到って、脂肪酸とEを供給する。残存カイロミクロンは肝臓に運ばれ吸収される。肝臓はＶＬＤＬを生成して放出する。ＶＬＤＬは末梢組織に到り、脂肪酸とEを提供してＬＤＬに転換する。ＬＤＬも末梢組織に取り込まれ脂肪酸とEを提供する。肝臓の過剰の量のEは尿から排泄される、Eは皮膚や粘膜からも吸収される。

働き

Eは重要な抗酸化成分として、細胞膜とコレステロールに存在し、フリーラジカルが、細胞膜の多価不飽和脂肪酸、タンパク質、糖質、ＤＮＡと反応するのを防ぐ。細胞の寿命を延ばし、人の老化を遅らせる。抗凝固と血管拡張作用を持ち、ＬＤＬの酸化を防ぎ心疾患に効果的であり、疲労を軽減し、組織に酸素の供給を増やし傷、火傷の治癒を促し、セレンと協力して、フリーラジカルを消去することでガンや加齢に伴う疾患の予防と治療に有用である。

膜脂質酸化とEによる阻止

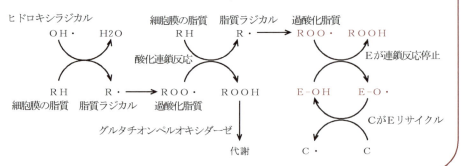

ビタミンE欠乏で起こりやすい症状

赤字は欠乏の早期に起こりうる

疲れやすい、神経過敏
無関心、集中力低下、頭痛
脳軟化症、運動失調、けいれん、麻痺
ホルモンバランスの乱れ
退行性脳疾患の進行が早まる
脱毛しやすい
しみ、しわができやすい
白内障、視力が落ちる
顔のほてり

免疫機能が低下する
心臓が弱る、動脈硬化

赤血球の寿命が縮まる
血行が低下する
溶血しやすい、貧血
血栓性静脈炎

更年期症状が強く出る
生理痛、生理不順
不妊、早産、流産しやすい

筋肉が弱る
筋肉のけいれん
関節が痛みやすい
間欠性跛行になりやすい
痛風になりやすい

酸化に弱い下垂体、副腎の機能低下
Ⅱ型糖尿病神経炎が進行し易い

欠乏症は希れ
嚢胞性繊維症、クローン病、肝障害があれば十分な補給が必要。

老化が進む、短命
過酸化脂質増加
ガンのリスクが高まる
感染症にかかりやすい
未熟児網膜症
早産児の神経過敏、むくみ
早産児の溶血性貧血
耳鳴り

喘息が悪化する
大気汚染で肺が弱る
高齢者の肺炎

乳腺症になりやすい
肝臓が弱る
胆石ができやすい

冷え性
しもやけ、手足のしびれ

インポテンツ
睾丸が弱る、精子の減少

皮膚が痒くなりやすい

ビタミンEを使ってみたい

ビタミンEは次の状態に有益であるかも知れない

強力な抗酸化剤
心血管、神経、呼吸器系の抗酸化防御
老化を防ぐ、脳卒中を防ぐ
ふけが多い、脱毛
パーキンソン病
アルツハイマー病
白内障、緑内障、網膜出血
目が弱い、にきびの改善

しわ、しみを防ぐ
ループスの皮膚障害改善
アトピー性皮膚炎の改善
免疫機能を高める
肩こり、腰痛、ぎっくり腰
心筋梗塞のリスク低下
動脈硬化、心疾患、狭心症
ニトロソアミン産生阻害
肝疾患、黄疸、胆石
ポリープ、胃潰瘍
インシュリンの働き改善

性機能を改善
関節炎で抗炎症効果
四肢末梢の血流を改善

皮膚の傷を治す
火傷を治し瘢痕を防ぐ

多価不飽和油を多く摂った時

更年期のほてり緩和
血栓を防ぐ
ＨＩＶ進行を抑える
赤血球の生成と保守
ストレスを緩和する
健全な成長と発育
未熟児のE欠乏を防ぐ
毛細血管の透過性抑制
妊娠授乳中に
花粉症、アレルギー
紫外線から肌を守る

肺ガン、結腸ガンを防ぐ
喘息、気管支炎、肺炎
乳腺症、乳ガンを防ぐ
大気汚染から肺を守る
酸素の供給を増やす
運動能力を向上
神経、筋の健康維持
大腸炎、クローン病
前立腺ガンを防ぐ
生理前症候群を防ぐ
流産、不妊症の改善
利尿作用
冷え性、手足が冷える
レーノー病、しもやけ
筋酸素要求量を減らす

ＬＤＬの酸化を防ぐ
脂質の消化吸収不良に

赤字は必要性が高い
所要量１０単位：使ってみたい量１００～６００単位

活性酸素

活性酸素の生成　体内では、ミトコンドリアでの電子伝達系からの電子の漏出、好中球とマクロファージ活性化によるＮＡＤＰＨオキシダーゼの活性化、虚血再灌流時のキサンチンオキシダーゼの活性化、カテコールアミンの自動酸化などによって、スーパーオキシドが産生される。

ＳＯＤ　スーパーオキシドはＳＯＤ酵素により、或いは非酵素反応により過酸化水素になる。このＳＯＤ酵素には亜鉛、銅を含むＳＯＤとマンガンを含むＳＯＤがある。ＳＯＤ酵素と対で働くグルタチオンペルオキシダーゼ酵素またはカタラーゼ酵素によって、生成した過酸化水素は水と普通の酸素（三重項酸素）に分解されラジカルは消去される。

ヒドロキシ・ラジカル生成　過酸化水素が消去されないと、ミエロペルオキシダーゼ存在下で次亜塩素酸になり、また、過酸化水素は２価鉄の存在下ではヒドロキシラジカルが生成する。
この鉄の由来は血管内皮細胞に存在する貯蔵鉄と、白血球の特殊顆粒に存在するラクトフェリンが考えられている。
ＳＯＤで消去できなかったスーパーオキシドが３価鉄を２価鉄に還元させる物質として働き、その２価鉄が過酸化水素と反応してヒドロキシラジカルを生成するとされ、幾つかの病気では金属イオンの押さえ込みが不十分で遊離するとされる。

細胞障害　ヒドロキシラジカルは最も破壊的なラジカルであって、発生部に接する生体膜を構成する多価不飽和脂肪酸と反応して脂質の過酸化を促し膜脂質から電子を奪うと脂質過酸化の連鎖反応が始まる、酵素などのタンパク質を変性させ、核酸の分解を引き起こし、細胞傷害をもたらす。これが種々の病気を引き起こし、老化や発ガンにも関係する。×線照射や紫外線によって、水分子からヒドロキシルラジカルが生成する。

過酸化反応抑制　脂質過酸化の連鎖反応は、膜に存在するビタミンＥが電子を与えて連鎖反応を止め、生成するヒドロペルオキシドはグルタチオンペルオキシダーゼにより還元され、エネルギー源として消費され得る。
一方ラジカル化したビタミンＥは、ビタミンＣから電子を貰い、もとに戻り、ビタミンＣラジカルは、ナイアシン酵素であるＮＡＤＨによりもとのビタミンＣに戻される。
このように抗酸化系では、ビタミンＥ、ビタミンＣ、ナイアシン、亜鉛銅、マンガン、セレンが協同して働いているので、総合的に供給されないと効果が発揮できないと考えられる。

抗酸化栄養素　米国の栄養学者３０名が処方する老化予防栄養素のアンケートを見ると９割が、マルチビタミン剤を処方し、これに加え、７割が、ビタミンＣとＥを、５割がＣｏＱを、４割がβ－カロチンを処方している。
食事は、低脂肪で高繊維、適当な糖質とタンパク質、十分な野菜と果物の摂取を勧めている。

活性酸素の発生

ミトコンドリアで 虚血状態では最終的な、電子受容体としての酸素の供給が著しく減少する結果、電子の供与反応に障害を招き、生成された電子が漏出する。

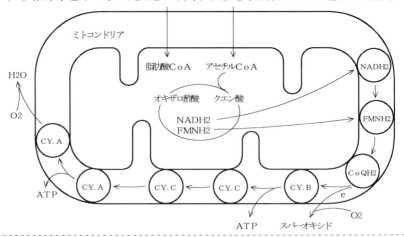

炎症細胞では

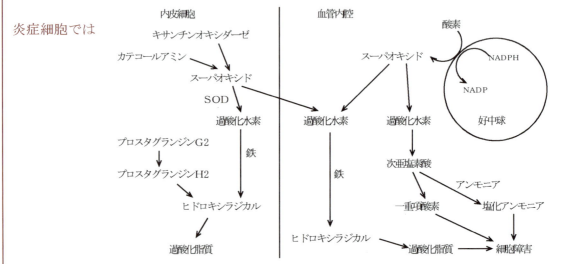

虚血－再潅流があると

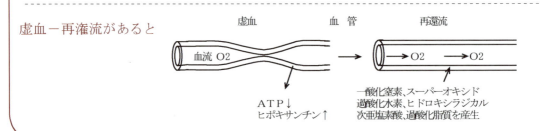

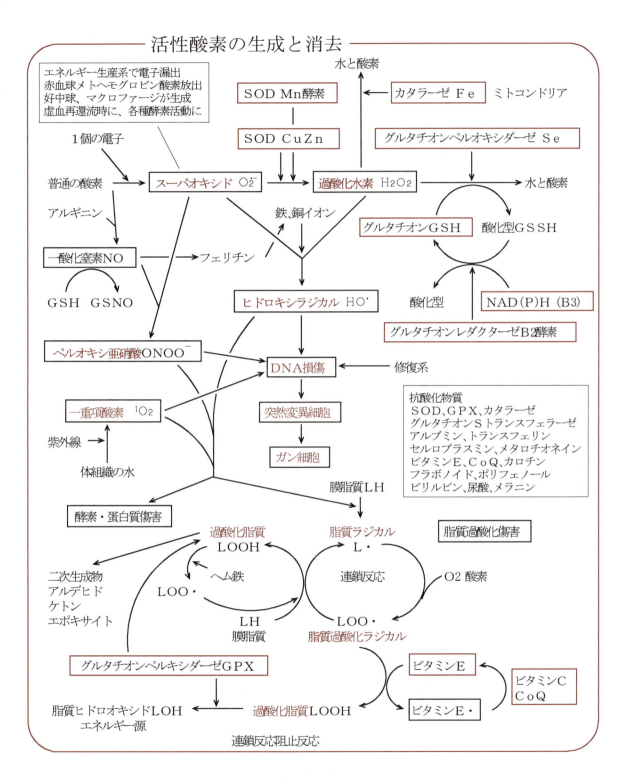

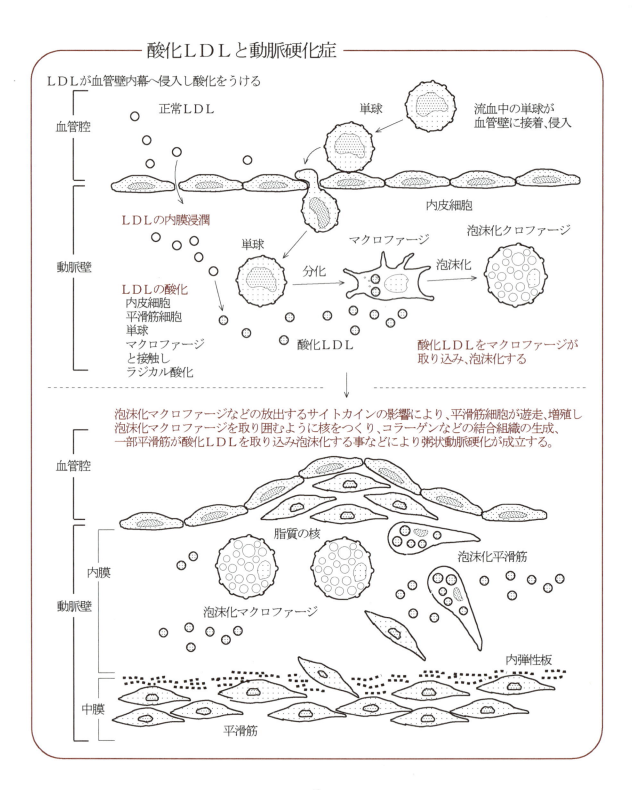

生体抗酸化物質とその働き

抗酸化物質 \ 活性酸素	スーパーオキシド O_2^-	過酸化水素 H_2O_2	ヒドロキシラジカル $HO\cdot$	一重項酸素 $^1O_2$	過酸化脂質 $LOOH$	その他
活性酸素、フリーラジカルの生成を抑制するもの						
SOD	消去					
GPX		消去			消去	
カタラーゼ		消去				
ペルオキシダーゼ		消去			消去	
GST					消去	
カロチノイド				消去		
D-マニトール			消去			
メタロチオネイン	消去	消去	消去			
金属キレート			生成抑制			
セルロプラスミン			生成抑制			鉄酸化
トランスフェリン			生成抑制			金属イオン捕獲
主としてラジカルを捕捉して連鎖反応開始を抑制し、または連鎖反応を遮断するもの						
ビタミンE	消去		捕足	捕足		LOO・捕捉
カロチノイド			捕足			LOO・捕捉
ビタミンC	消去		捕足	捕足		LOO・捕捉
CoQ	消去		捕足			
フラボノイド			捕足	捕足		LOO・捕捉
グルタチオン	消去		捕足			LOO・捕捉
尿酸			捕足	捕足		LOO・捕捉
アルブミン			捕足			HOCL捕捉
ヒスチジン				捕足		
ビリルビン		消去	捕足	捕足		LOO・捕捉
アルコール		消去		捕足		
フェノール	消去			捕足		

註）SOD：スーパーオキシドディスムターゼ。GPX：グルタチオンペルオキシダーゼ。
GST：グルタチオン-S-トランスフェラーゼ。
L・：アルキルラジカル。LO・：アルコキシラジカル。LOO・：ペルオキシラジカル
LOOH：過酸化脂質。
SODにCu・Zn型とMn型がある。グルタチオンペルオキシダーゼはSe、カタラーゼはFeを含む酵素。

ＣｏＱのお話

ＣｏＱ ユビキノン	人体には約７００ｍｇが含まれ、血漿中に０．８ｕｇ／ｍｌが含まれる。 体内で、アミノ酸のチロジンからＣｏＱが生合成され、転換には十分な ビタミンＢ３、Ｂ６、Ｂ１２、葉酸、ビタミンＣが必要とされる。 ４０才を過ぎると生合成が次第に低下すると言う。 食事からは、小腸で吸収される。吸収率は低く、４０％以下と言われる。 エネルギー生産の電子伝達系という連鎖の重要な一部として働く。 広く細胞に含まれるが、特にエネルギー消費の激しい心筋細胞に多く 存在する。心臓は１日に１０万回以上も鼓動している。ＣｏＱは抗 酸化剤としてフリーラジカルの消去にも働いている。
構造	ＣｏＱ10（酸化型）　⇌　ＣｏＱＨ2・10（還元型） （ユビキノン）　　　（ベンゾキノン　イソプレン）
働き	水素の授受作用により、エネルギー生産や抗酸化作用などに働く。
エネルギー生産	①ＣｏＱはミトコンドリアの電子伝達系の１員としてエネルギー生産 に重要な働きをしている。エネルギーをより多く必要とする心臓 肝臓、免疫系のＣｏＱに対する依存度は高い、従って体内のＣｏＱ レベルの低下が、健康レベルの低下につながる。もし２５％以上の 欠乏が起こると、色々な病気が現れ始めるとされる。
心臓	②心臓の活動を高める。 大量のエネルギーを必要とする心臓はＣｏＱの不足で、エネルギー 減少の影響がでやすい、それは心筋の収縮力低下として現れる、収縮 力の弱った心臓は正常な拍動を行えず、不整脈として現れる。ＣｏＱ は、血栓を防ぎ、血圧を下げ、不整脈を減らし、僧房弁脱症を改善し、 胸痛を改善し虚血性心疾患や弱った心臓の予防や治療に有用である。
抗酸化作用	③強力な抗酸化作用がある。 ミトコンドリア及び細胞膜粘膜において膜脂質の過酸化を防ぐ。 また、ＬＤＬコレステロールの酸化を防ぐとされる。
免疫 むくみ	④免疫系を刺激、白血球の働きを高め、感染症や腫瘍の発現を抑える。 ⑤むくみを改善する。 ＣｏＱはアルドステロン分泌を抑え、利尿を促し浮腫を改善する。
糖尿病	⑥糖尿病に有効である。 糖尿病では、脂肪の代謝異常でケトン体が増加するが、ＣｏＱは これを下げ、手足の痛み、知覚異常が改善した例がある。
男子不妊 肥満	⑦精子の運動性を高める、男性不妊に有効の報告がある。 ⑧肥満者にＣｏＱ欠乏が見られる、ＣｏＱの補給が減量を助ける。

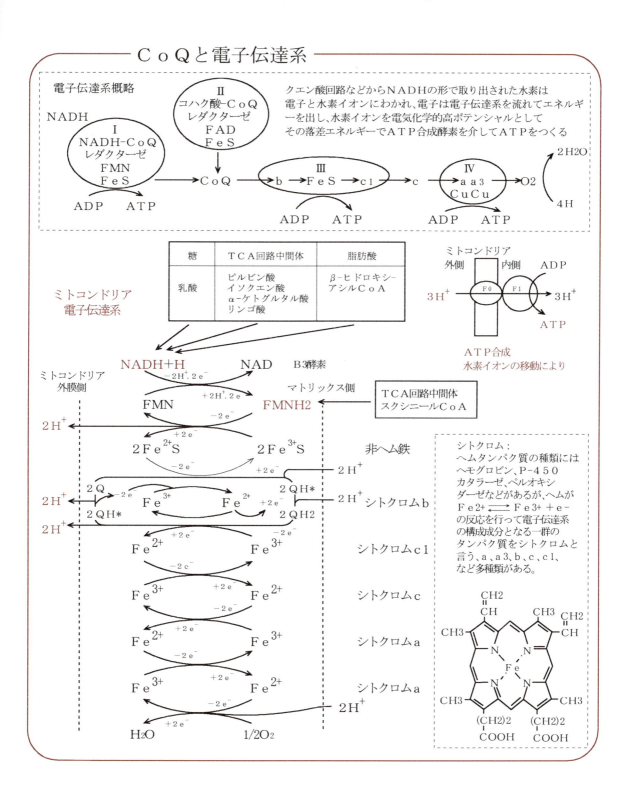

ＣoＱ欠乏で起こりやすい症状

赤字は欠乏の早期に起こりうる

疲れやすい
朝なかなか起きられない
めまいや立ちくらみがする
夜中に２回以上トイレに起きる
すぐ座りたくなる

風邪にかかりやすい

口臭
唇や舌や歯茎の色が悪い
歯茎が弱る、歯茎の慢性感染症
歯槽膿漏になりやすい

心臓の働きが弱る
うっ血性心不全、心臓発作
動悸や息切れがする
不整脈が出る
心臓肥大
お腹に圧痛がある

細胞膜脂質の酸化が進む

夕方足が重くなる
足がよくむくむ
靴が窮屈になる

よく頭痛がする
冷え性
夏ばてしやすい
パニック発作

顔色が悪い
肌の老化が早い

血圧が上がる

免疫系が弱る
肩がこる
慢性肺疾患、喘息
ダイエットしにくい
太りやすい
慢性腎障害

生理不順
傷の治りが遅れる

筋肉が弱る、筋肉痛
運動後筋肉が痛む

体内で生合成されるが２０才がピークで、７０才で約半分に低下する。

ＣoＱを使ってみたい
ＣoＱ（ユビキノン）は次の状態に有益であるかもしれない

疲れやすさを改善する
慢性疲労症候群を改善する
運動家の活動を高め回復促進に
慢性疲労症候群を改善する
冷え性を改善する
血行を良くし、血栓を防ぐ
老化を遅らせる
免疫機能を高める
口内術後の治癒促進に
歯茎の病気治療に
甲状腺機能亢進症に
コレステロールの酸化防止
慢性肺閉塞症に
肺水腫に
僧帽弁の脱出に
弱い心筋の改善に
狭心症、心筋梗塞に
心内膜炎に
不整脈の改善に
レーノー症候群の改善に

糖尿病の血糖正常化に
筋萎縮症の改善に

４０才以降に必要性が高まる
関節炎の改善に

アルツハイマー病に
肥満を改善する
老化関連疾患の予防に
エイズの進行を抑える
痴呆症に
パーキンソン症候群に
ガンの進行を抑える
耳鳴りの改善に
むくみに
アレルギーを改善
初期肺高血圧症に
高血圧の改善に
乳ガンの進行を防ぐ

心肥大の改善に
心臓病の予防に
うっ血性心不全に
心膜炎に
動脈硬化の改善に

男性不妊症改善に
前立腺ガン進行を防ぐ
繊維性筋痛症に
痔の改善に

足のむくみ改善に

赤字は必要性が高い
所要量は決められていない：使ってみたい量１０〜１００ｍｇ

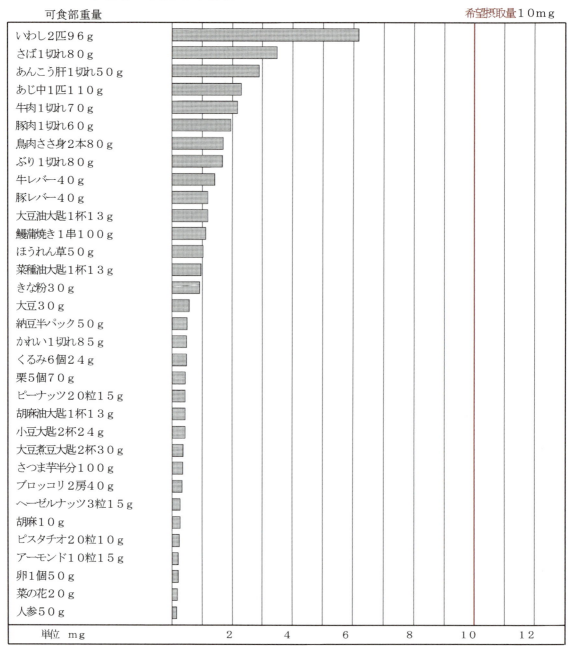

CoQは体内で生合成されるが、40才を過ぎると合成能力が低下すると言われる。
所要量は決められていないが、1日10〜30mg摂りたいとされる。

ビタミンKのお話

ビタミンK　その形は植物クロロフィルからきている。
凝血作用があって、術後や新生児の出血予防に使われてきた。
最近は、強い骨を作るのに必要で、骨粗鬆症の治療に使われている。

構造

ビタミンK1

ビタミンK2　[CH2-CH=C=CH2]n　n＝1〜14

γ-カルボキシルグルタミン酸

二つのK　ビタミンKの供給源は2つあり、一つは植物に含まれるビタミンK1でフィロキノンと呼ばれ、もう一つは細菌によってつくられるビタミンK2でメナキノンと呼ばれ、納豆、卵、バターなどに含まれるもので、腸内細菌でつくられるものでもある。

腸内細菌　体の必要量の大半は腸内細菌の生合成から補われ、食物からの補給は約20％と言われている。

補酵素　肝臓においてビタミンKは、γ-カルボキシルグルタミン酸の合成を促進する。グルタミン酸にカルボキシル基を結合する酵素に補酵素としてビタミンKが必要とされる。
γ-カルボキシルグルタミン酸は凝血因子の必須部分である。

凝血　①出血の予防及び出血に対応して使われる。
手術に際し欠乏症がなくても、出血予防にしばしば使われる。
月経の過剰な場合も使われることがある。

骨粗鬆症　②カルシウムは骨の中のオステオカルシンというタンパク質によって取り込まれ結晶化するが、オステオカルシンの合成にビタミンKが必要である。体内でカルシウム利用を促し、骨折のリスクを減らす。骨粗鬆症の治療に役立つ。

ガン　③ガンを防ぐ効果があり、放射線療法の助けになると考えられている。

心臓　④動脈における病気の原因となる斑の生成を止め、血中コレステロールを下げ、心臓病のリスクを下げると考えられている。

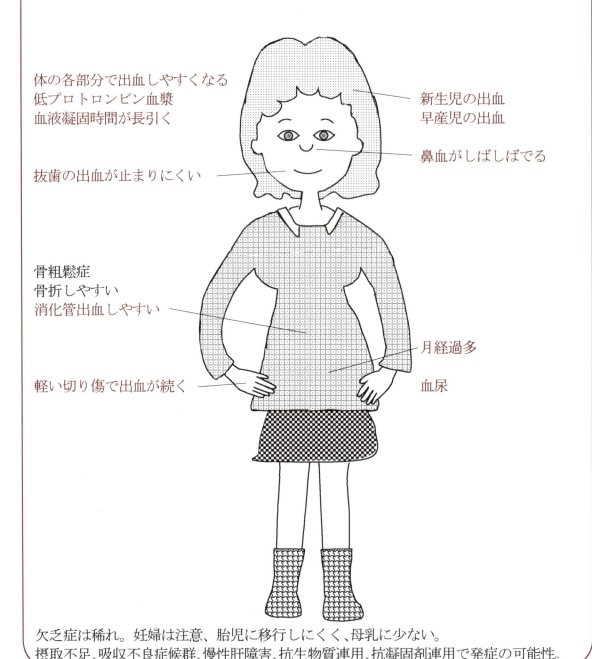

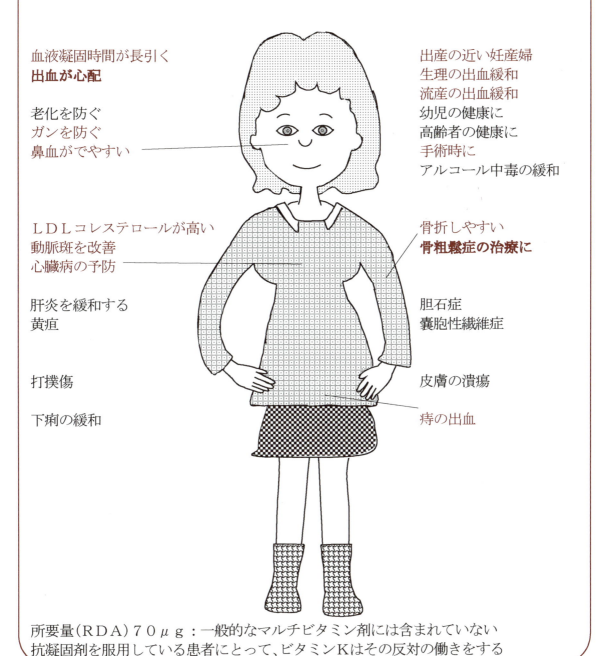

酵素のお話

酵素とは 　生物の生産する触媒で、生物の営む殆ど全ての反応に、それぞれに応じた酵素があり、それらの反応をその生体の生存可能な緩和な条件下で円滑に行わせて、生命の維持に役だっている。

① 本体はタンパク質で、その分子量はおよそ１～１００万に及ぶ
② 体内で行われるすべての化学反応を触媒する
③ 酵素の触媒反応は特定の物質に限られる
④ 酵素が最も良く反応する温度、ｐＨがある
⑤ 補酵素を必要とする酵素もある
　　補酵素は(1)ビタミン、(2)ビタミンのヌクレオチド
　　　　　(3)ヌクレオチド
⑥ 金属イオンを必要とする酵素もある

代表的ビタミン酵素

補酵素名	ビタミン	主な作用	代表酵素名
TPP	チアミンピロリン酸	α-ケト酸の脱炭酸	ピルビン酸デヒドロゲナーゼ
FAD	フラビンアデニンジヌクレオチド	水素の授受	コハク酸デヒドロゲナーゼ
FMN	フラビンモノヌクレオチド	水素の授受	NADHデヒドロゲナーゼ
PLP	ピリドキサールリン酸	アミノ基転移　アミノ酸の脱炭酸	アラニンアミノトランスフェラーゼ
NAD	ニコチンアミドアデニンジヌクレオチド	水素の授受	乳酸デヒドロゲナーゼ
NADP	ニコチンアミドアデニンジヌクレオチドリン酸	水素の授受	グルコースリン酸デヒドロゲナーゼ
CoA	コエンチームA	アシル基転移	アシル-CoAシンテターゼ
ビオチン	ビオチン	CO_2転移	アセチル-CoAカルボキシラーゼ
THF	テトラヒドロ葉酸	メチル基転移	ヒドロキシメチルトランスフェラーゼ
コバミド	コバミド	COOH基転移	メチルマロニルCoAムターゼ
α-リポ酸	アルファーリポ酸	アシル基転移	ピルビン酸デヒドロゲナーゼ
ATP	アデノシントリホスフェイト	リン酸基転移　エネルギー供給	ヘキソキナーゼ

代表的ミネラル酵素

金属イオン	酵素名	主な作用
Zn	カルボニックアンヒドラーゼ	CO_2生成
	カルボキシペプチダーゼ	ペプチッド加水分解
	アルコールデヒドロゲナーゼ	アルコール代謝
Co	グリセロールデヒドラーゼ	グリセロール代謝
	リボヌクレオチドリダクターゼ	デオキシヌクレオチドの生合成
Mo	キサンチンオキシダーゼ	プリン代謝
	ニトレイトリダクターゼ	硝酸塩利用
Mn	ピルベイトカルボキシラーゼ	糖質代謝
Fe	カタラーゼ	過酸化水素消去
	シトクロムオキシダーゼ	電子伝達系
Ni	ウレアーゼ	尿素の分解
Se	グルタチオンペルオキシダーゼ	過酸化水素消去
Cu	チロジナーゼ	チロシン酸化
	Cu-Znスーパーオキシドジスムターゼ	スーパーオキシド消去

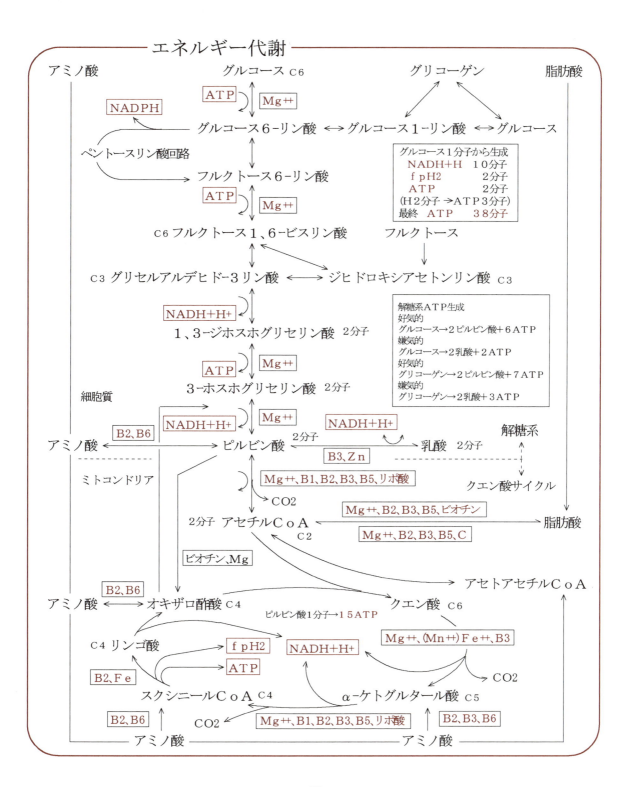

ビタミンB群製剤

アメリカで生産されているB群ビタミンには含有量を統一した製品がよく見られる
B-VITAMIN　製品名［B-50］1錠当たり

Vitamin B-1	チアミン	50mg
Vitamin B-2	リボフラビン	50mg
Vitamin B-6	ピリドキシン	50mg
Vitamin B-12	コバラミン	50μg
Niacinamide	ナイアシンアミド(B3)	50mg
Folic Acid	葉酸	100μg
Pantothenic Acid	パントテン酸(B5)	50mg
Biotin	ビオチン	50μg
Cholin Bitartrate	コリン	50mg
Inositol	イノシトール	50mg
PABA	パバ	50mg

「体内の各細胞は平等にBビタミンを必要としているようだ、あいにくBビタミンの豊富な食品が限られる。4つの食品がビタミンBの原料となっている、レバー、酵母小麦胚芽、米ぬかである。砂糖、精製穀類に含まれるBビタミンは多くない。
B-50、B-100、B-150は貴方のBビタミンの必要量を満たす強力な自然な有機栽培のサプリメントである、砂糖、澱粉、食品添加物を含まない」と説明している。
同製品のタイムリリース(徐放性)タイプもある
B-100というのは、更に高単位で、各100mgかμgを含む、B-150もある
B群は、これにE剤、C剤或いはミネラルを組み合わせるときに便利である
B-50製品の錠剤を2分割して、1日25mg程度の適量摂取が薦められる。

B-VITAMIN　製品名［COMPLETE B］1錠当たり

Vitamin B-1	チアミン	10mg
Vitamin B-2	リボフラビン	15mg
Vitamin B-6	ピリドキシン	10mg
Niacinamide	ナイアシンアミド	25mg
Pantothenic Acid	パントテン酸	100mg
Vitamin B-12	コバラミン	25μg
Folic Acid	葉酸	400μg
Biotin	ビオチン	100μg
Cholin Bitartrate	コリン	250mg
Inositol	イノシトール	250mg
PABA	パバ	50mg

砂糖、でんぷんなど食品添加物を含まない。上記のB-50より、この方が含量のバランスが良い、1日1～2錠の摂取が薦められる。

ビタミンB群を使ってみたい
ビタミンB群は次の状態に有益であるかもしれない

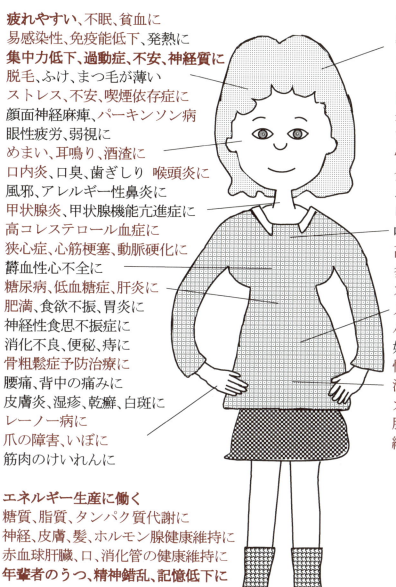

疲れやすい、不眠、貧血に
易感染性、免疫能低下、発熱に
集中力低下、過動症、不安、神経質に
脱毛、ふけ、まつ毛が薄い
ストレス、不安、喫煙依存症に
顔面神経麻痺、パーキンソン病
眼性疲労、弱視に
めまい、耳鳴り、酒渣に
口内炎、口臭、歯ぎしり 喉頭炎に
風邪、アレルギー性鼻炎に
甲状腺炎、甲状腺機能亢進症に
高コレステロール血症に
狭心症、心筋梗塞、動脈硬化に
欝血性心不全に
糖尿病、低血糖症、肝炎に
肥満、食欲不振、胃炎に
神経性食思不振症に
消化不良、便秘、痔に
骨粗鬆症予防治療に
腰痛、背中の痛みに
皮膚炎、湿疹、乾癬、白斑に
レーノー病に
爪の障害、いぼに
筋肉のけいれんに

アルコール中毒に
物忘れ、ボケ、老化に
うつ病、分裂病、うわごと
うつ状態、緊張性頭痛に
自閉症、てんかんに
老化に伴う各種疾患に
アルツハイマー病に
慢性疲労症候群に
食物アレルギーに
ニキビ、脂肌、老人シミに
甲状腺機能低下症に
喘息、肺炎、肺気腫に
高血圧、むくみ改善に
多発性硬化症
ガンの予防治療に
月経困難症に
ループス、帯状疱疹に
妊産婦、月経前症候群に
性機能不全、男性不妊に
潰瘍性大腸炎に
カンジダ症に
胎児の奇形を防ぐ
繊維性筋痛症に

エネルギー生産に働く
糖質、脂質、タンパク質代謝に
神経、皮膚、髪、ホルモン腺健康維持に
赤血球肝臓、口、消化管の健康維持に
年輩者のうつ、精神錯乱、記憶低下に

赤字はB群の必要性が高い
B群とは、B1、B2、B3、B5、B6、B12、葉酸、ビオチンを含むもの
1日量として、B1、B2、B6を基準に見て、25〜50mg含むもの

ビタミンB1のお話

B1 チアミン
ビタミンB1は脚気を予防するビタミンである、白米を主食とする日本、タイ、フィリッピンなどに脚気が発生している。日本では白米を食べ始めた江戸後期から昭和の初期まで蔓延した国民病であったが、現在では典型的な脚気は見られない、しかし僅かなB1不足の潜在性欠乏症は広く蔓延していると指摘される。
B1は血糖(ブドウ糖)及び脂質からのエネルギー生産に働いている。

B1の構造

チアミン
ビタミンB1活性型(チアミンピロリン酸：ＴＰＰ)

B1の働き
解糖系とクエン酸サイクルのエネルギー生産の補酵素として重要
①α-ケト酸のＣＯ2放出反応：エネルギー生産に働く。
　　　　ピルビン酸　　　　　→　アセチルＣｏＡ
　　　　α-ケトグルタール酸　→　サクシニルＣｏＡ
アセチルＣｏＡは脂質の合成やアセチルコリンの合成に重要である。
②トランスケトラーゼ反応：脂肪酸やステロイド合成の水素供与体の(ＮＡＤＰＨ)生産系のペントースリン酸回路で、ＣＯＣＨ2ＯＨ基転移の際の受容中間体となる、この経路は核酸合成の五炭糖を産生、神経伝達に関与している。
③チアミントリリン酸がある種の神経で神経伝達物質として働く。神経の興奮や神経刺激の伝達に直接的に作用するという説もある。また刺激伝達物質である、アセチルコリンの合成に働き、その分解を抑制し働きを増強する。

チアミナーゼ
チアミンを分解する2種類のチアミナーゼがある。この酵素を産生する細菌が、海老、蟹、貝の内臓、わらび、ぜんまいから見つかっている。

B1が不足すると
細胞のエネルギーが不足・・だるい、疲れやすい、無気力
脳のエネルギーが不足　・・ゆううつ、興奮性、臆病、判断力低下
　　　　　　　　　　　・・臓器の機能低下、心臓の動悸、息切れ
ピルビン酸、乳酸が蓄積
神経伝達機能が低下　　・・四肢のしびれ、知覚麻痺

頭脳の冴え
B1投与で偽薬と比べ、明かに頭脳の冴え、認識力、情緒が改善された。

B1欠乏で起こりやすい症状

赤字は欠乏の早期に起こりうる

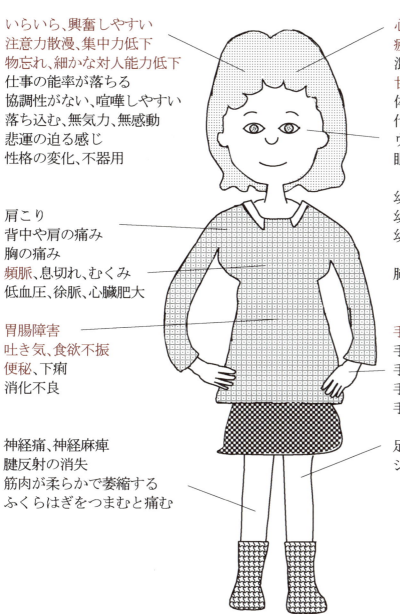

いらいら、興奮しやすい
注意力散漫、集中力低下
物忘れ、細かな対人能力低下
仕事の能率が落ちる
協調性がない、喧嘩しやすい
落ち込む、無気力、無感動
悲運の迫る感じ
性格の変化、不器用

心が変わりやすい
疲れやすい、だるい
混乱、うつ状態、、不眠
甘い物を欲しがる
体重減少
代謝低下
ウェルニッケ脳症
眼球の揺れ

肩こり
背中や肩の痛み
胸の痛み
頻脈、息切れ、むくみ
低血圧、徐脈、心臓肥大

幼児の顔色が悪い
幼児の体重が少ない
幼児の落ちつきがない

肺不全で呼吸困難

胃腸障害
吐き気、食欲不振
便秘、下痢
消化不良

手足の痛み、しびれ
手足の筋力が低下
手足のほてり
手足のけいれん
手足のむくみ

神経痛、神経麻痺
腱反射の消失
筋肉が柔らかで萎縮する
ふくらはぎをつまむと痛む

足が重い
ジャンプできない

減量中、高齢者、アルコール愛飲家は欠乏のリスクが高い

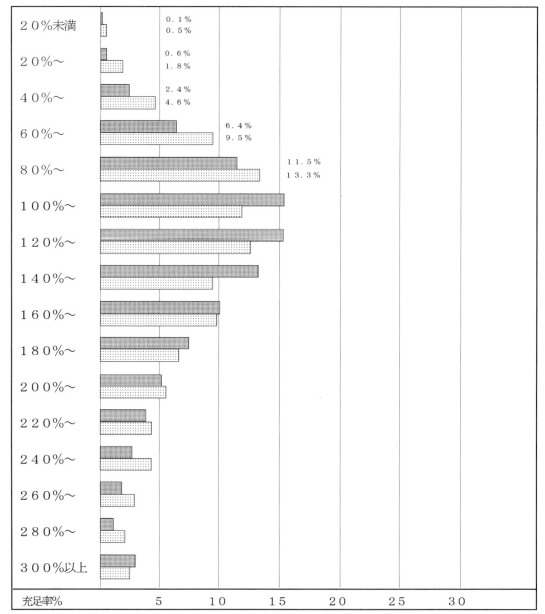

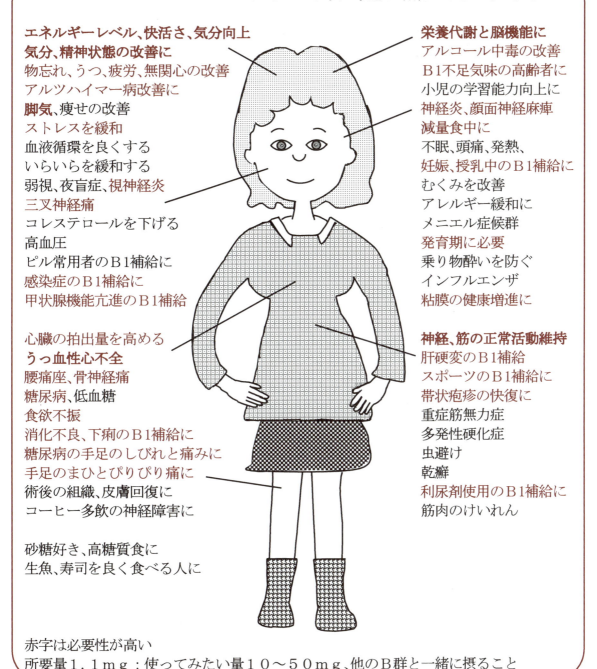

ビタミンB1を使ってみたい
ビタミンB1は次の状態に有効であるかもしれない

エネルギーレベル、快活さ、気分向上
気分、精神状態の改善に
物忘れ、うつ、疲労、無関心の改善
アルツハイマー病改善に
脚気、痩せの改善
ストレスを緩和
血液循環を良くする
いらいらを緩和する
弱視、夜盲症、視神経炎
三叉神経痛
コレステロールを下げる
高血圧
ピル常用者のB1補給に
感染症のB1補給に
甲状腺機能亢進のB1補給

心臓の拍出量を高める
うっ血性心不全
腰痛座、骨神経痛
糖尿病、低血糖
食欲不振
消化不良、下痢のB1補給に
糖尿病の手足のしびれと痛みに
手足のまひとぴりぴり痛に
術後の組織、皮膚回復に
コーヒー多飲の神経障害に

砂糖好き、高糖質食に
生魚、寿司を良く食べる人に

栄養代謝と脳機能に
アルコール中毒の改善
B1不足気味の高齢者に
小児の学習能力向上に
神経炎、顔面神経麻痺
減量食中に
不眠、頭痛、発熱、
妊娠、授乳中のB1補給に
むくみを改善
アレルギー緩和に
メニエル症候群
発育期に必要
乗り物酔いを防ぐ
インフルエンザ
粘膜の健康増進に

神経、筋の正常活動維持
肝硬変のB1補給
スポーツのB1補給に
帯状疱疹の快復に
重症筋無力症
多発性硬化症
虫避け
乾癬
利尿剤使用のB1補給に
筋肉のけいれん

赤字は必要性が高い
所要量1.1mg：使ってみたい量10〜50mg、他のB群と一緒に摂ること

ビタミンB2のお話

ビタミンB2 リボフラビン
B2は2つの重要な補酵素、FMNとFADの構成成分である。
B2はエネルギー生産に重要な働きをしている。

構造

ビタミンB2活性型（FADとFMN）

2つの活性型
FAD：フラビンアデニンジヌクレオチド
FMN：フラビンモノヌクレチド

働き
FAD、FMNの形でフラビンタンパク質と呼ばれる酵素の補酵素として、多くの酸化還元反応で、水素を受け取り他へ渡す反応に働く。
①脱水素反応‥エネルギー源から水素を受け取り電子伝達系へ渡す。
②脂肪燃焼‥脂肪酸を炭素2個に切るため、脱水素し二重結合とする。
③解毒‥肝臓で発ガン色素など化学物質の解毒にB2酵素が働く。
④活性酸素消去‥活性酸素消去のグルタチオンを再生する還元酵素

不足すると
細胞のエネルギーが不足‥だるい、疲れやすい、無気力、ゆううつ
　　　　　　　　　　‥健全な粘膜や皮膚ができない、口内炎
リン酸化能が低下　　　‥片頭痛が起きる
B2は光で分解する　　　‥光に曝される目、皮膚のB2が消耗しやすい
目に酸素供給低下　　　‥目の疲れ、不調
生体の還元酵素の減少　‥成長ストップが顕著
脂肪の代謝障害　　　　‥疲労、脂肪が皮膚ににじみでる、脂性肌
グルタチオン還元酵素減少‥脂質酸化促進、白内障
解毒機能低下　　　　　‥アゾ色素残留、食道細胞のガン化
B6活性型転換低下　　　‥B6欠乏症、ホモシステイン増加、動脈硬化
葉酸再生抑制　　　　　‥葉酸欠乏症、ホモシステイン増加、動脈硬化
トリプトファンのB3変換低下‥B3欠乏症

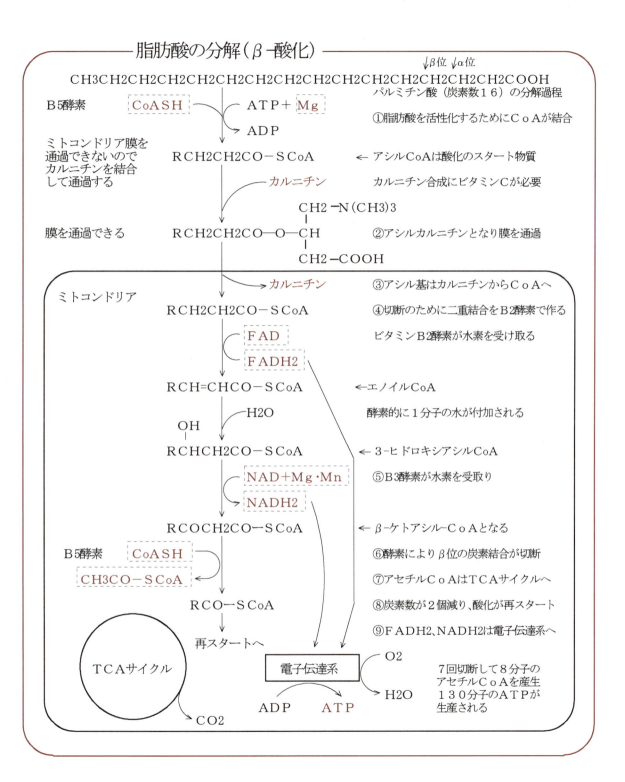

B2欠乏で起こりやすい症状

赤字は欠乏の早期に起こりうる

疲れやすい、活気がない
痩せて、緊張ぎみ、うつ
脱毛
眉毛が薄くなる
弱い光でもまぶしい
涙がでやすいまたは乾く
目が赤くなる、疲れやすい
瞼の裏がざらざら、ごろごろ
目が焼けるよう、痒い
白内障、遠視
喉が痛む

貧血
皮膚が脂性、剥げ、乾く
乾いた鱗屑を伴う皮膚炎
皮膚が脂ぎる、皮膚炎
皮膚が弱る
傷の治りが遅い

排尿困難
膣の痒み
肛門の痒み

不眠、めまい、無気力
顔色が悪い
めまい
肌や唇の美しさを失う
鼻、口、耳の周に鱗状皮膚
顔、小鼻の横が脂っぽい
小鼻の横が痒い
毛細血管が浮く、赤鼻
唇のひび、ただれ、潰瘍
唇の角が切れ、ただれる
舌が深紅色にただれ、痛む
口内が過敏でただれやすい

胸腺萎縮、リンパ球減少
お乳の出が悪い
体重減少
体がふるえる
体がむくむ

幼児、小児の発育の遅れ
奇形児出産の心配

B2欠乏では他のBビタミンの欠乏も疑われる

ビタミンB2を使ってみたい

ビタミンB2は次の状態に有益であるかもしれない

Aと共に粘膜上皮の健康を維持
神経系、皮膚、目の健康な働きを維持
めまい、不安を緩和する
疲れを快復する、貧血
精神的、肉体的ストレスを緩和

目の組織形成と維持に
白内障の予防、進行抑制
眼がまぶしい、目の潰瘍、緑内障
眼が赤い、眼が痒い、眼が熱い
眼の疲れと、視力を快復する
口唇炎、口角炎、口内炎を治す
てんかん改善に
甲状腺機能亢進の患者に
減量中のB2補給に
糖尿病、肝障害
腸管ガンの予防に

多発性硬化症
食欲不振、消化不良
副腎皮質ホルモン産生
副腎機能を快復する
床ずれ、皮膚を健康に保つ
火傷、手術、外傷、発熱状態の人に

ビタミンEの抗酸化作用促進
特に活発な運動家、労働者に
慢性消耗性疾患のB2補給に
トリプトファンをB3に転換

正常な発育と発達に
アル中患者のB2不足に
高齢者の記憶力維持に
B6、葉酸、ビK活性化に
片頭痛の緩和、神経炎
アルツハイマー病に
結膜炎、遠視、夜盲症
鼻横の脂漏症を改善
にきび、酒渣を改善
舌炎を改善
食道ガンの予防に

脂漏性皮膚炎改善に
甲状腺機能低下症に
免疫系の抗体産生に

胃十二指腸潰瘍治療に
嚢胞性繊維症
パーキンソン病
傷の治りを早める
手根管症候群の治療に

皮膚の潰瘍治療に
関節炎を改善する
足のけいれんを緩和
手足のしびれと痛みに
エネルギー生産に働く
妊婦、高齢者のB2補給

赤字は必要性が高い
所要量１.２ｍｇ：使ってみたい量１０〜５０ｍｇ

ビタミンB3のお話

ビタミンB3
ナイアシン
ニコチン酸
ニコチンアミド

ニコチン酸の少量摂取は、肝臓で速やかにニコチンアミドに転換する。従いニコチン酸とニコチンアミドは全く同じビタミン活性をもつが、大量摂取の薬理学的活性は大変異なる。ニコチン酸を５０ｍｇ摂取すると、血管拡張による顔面紅潮が起こる。ニコチンアミドでは起こらない、血管拡張作用も血中コレステロール低下作用も持たない。
Ｂ３の所要量の半分は、肝臓でトリプトファンから生合成される。
Ｂ２はエネルギー生産に重要な働きをしている。

２つの活性型
ＮＡＤ：ニコチンアミドアデニンジヌクレオチド
ＮＡＤＰ：ニコチンアミドアデニンジヌクレオチドリン酸エステル

ＮＡＤ(Ｐ)の構造

働き
ＮＡＤ(Ｐ)は酵素の補酵素として、多くの酸化還元反応で、水素を受け取り他へ渡す反応に働く。
○ＮＡＤが担当：主としてエネルギー生産に関係して働く
　①脱水素反応
　　エネルギー源から水素を受け取り電子伝達系へ渡す
　②脂肪の燃焼
　　脂肪酸を炭素２個づつに切断するのを手伝い水素を受け取る
○ＮＡＤＰが担当：合成反応の水素提供者として働く
　③脂肪酸とステロイド合成、グルタチオンや薬物代謝、赤血球形成

不足すると
細胞新生の早い、皮膚や消化管、神経において障害が起こりやすい
細胞のエネルギーが不足‥だるい、疲れやすい、無気力
ＤＮＡ合成低下　　　　　‥最も生まれ変わりの早い粘膜、皮膚に障害
脳神経伝達物質代謝不全‥精神障害、ゆううつ、神経過敏、疑い深い
トリプトファン代謝障害‥キヌレニンが蓄積し、光増感反応で皮膚炎
小腸粘膜細胞ｃＡＭＰ増加‥Ｎａイオンと水を大量放出、下痢
ホルモン合成低下　　　　‥性ホルモン、副腎ホルモン、インスリン
　　　　　　　　　　　　　甲状腺ホルモンなどの合成が低下する

──── B3欠乏で起こりやすい症状 ────

赤字は欠乏の早期に起こりうる

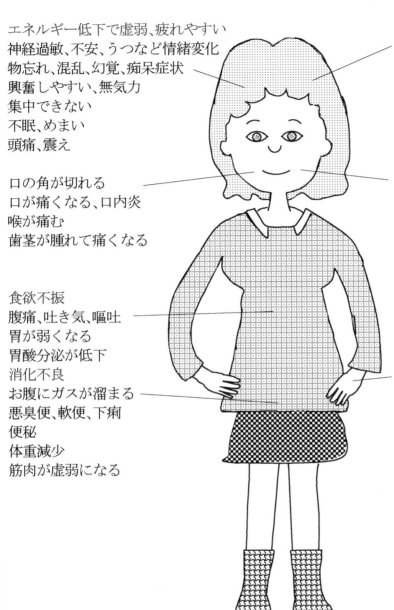

エネルギー低下で虚弱、疲れやすい
神経過敏、不安、うつなど情緒変化
物忘れ、混乱、幻覚、痴呆症状
興奮しやすい、無気力
集中できない
不眠、めまい
頭痛、震え

口の角が切れる
口が痛くなる、口内炎
喉が痛む
歯茎が腫れて痛くなる

食欲不振
腹痛、吐き気、嘔吐
胃が弱くなる
胃酸分泌が低下
消化不良
お腹にガスが溜まる
悪臭便、軟便、下痢
便秘
体重減少
筋肉が虚弱になる

身的疲労、精神的疲労
うわごと、昏睡
陰気でうなだれている
心がめいる
精神的緊張
決断できない

口臭、舌の白苔
舌の先が欝血で赤くなる
舌味蕾がぶつぶつし、痛む
舌の味蕾が萎縮し滑らか
舌が腫れ、先に歯形が残る
舌が裂ける

発疹
黒ずみ痒い易剥離性皮膚
皮膚が赤くむずむずする
乾いた鱗屑状の皮膚
しわ、皮膚の組織が粗い
春先の皮膚炎
高齢者の黒ずんだ皮膚

欠乏は最初に、再生の速い組織、皮膚、消化管、神経系に障害を起こす

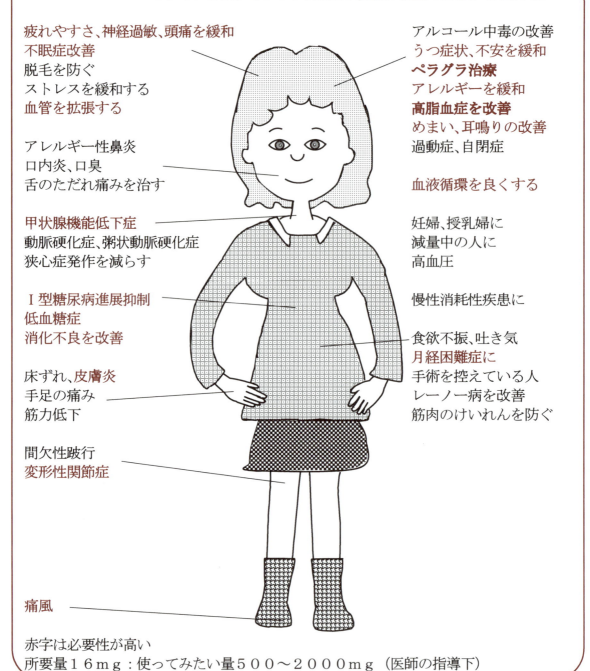

ビタミンB5のお話

ビタミンB5 パントテン酸

B5はCoA及びアシル運搬タンパク質の構成成分である。アセチルCoAはTCAサイクルで、脱炭酸とアミノ酸のケトン形成に関与する。CoAは脂質の合成に働く、抗酸化活性を持つ。

B5とCoA

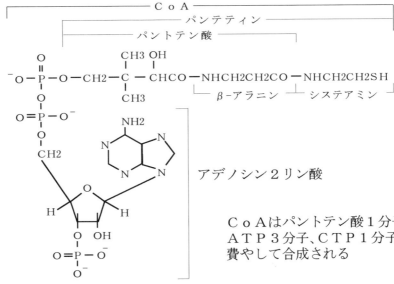

CoAはパントテン酸1分子からATP3分子、CTP1分子を費やして合成される

働き

パントテン酸の主要な作用は、CoA（アシル化を行なう、言い替えれば酢酸を結合または切断する補酵素）としての働きである。
エネルギー生産、脂肪合成、ホルモン合成など主要反応に働く。
活性部位としてSH基を用いている、CoAの関与する反応は縮合、添加、アシル基転換、アシル基転移などである。
①アシル基の活性化‥ピルビン酸、α-ケト酸を活性化し
　　TCAサイクルでエネルギー生産に働く
②アセチル化‥コリンから神経伝達物質のアセチルコリンを作る。
③脂肪酸β-酸化‥アシルCoAをつくり脂肪酸の分解を手伝い
　　エネルギー産生に働く。
④各種の合成‥脂肪酸、リン脂質、コレステロール、ポルフィリン、
　　コレステロール、性ホルモン、副腎皮質ホルモン、ビタミンD合成。

不足すると

細胞のエネルギーが不足‥だるい、疲れやすい
　　　　　　　　　　　　‥怒りっぽい、昼間居眠りし、夜は不眠
アセチルコリン不足　　　‥自律神経失調症、便秘、肩こり、冷え性
　　　　　　　　　　　　‥末梢神経障害、手足の痛み
結合組織合成低下　　　　‥傷の治りが遅い、しわが増える
ステロイド合成低下　　　‥ストレス性疲労、副腎疲弊、生殖機能障害
膜脂質の酸化が進む　　　‥細胞障害

B5欠乏で起こりやすい症状

赤字は欠乏の早期に起こりうる

ゆううつ、不機嫌、神経過敏、不眠
興奮しやすい、喧嘩早い、頭痛
落ちつかない
情緒の動きが激しい
ひどい内気、隠遁者

免疫機能低下
頻繁に風邪をひく
呼吸器の感染症

頻脈、低血圧、めまい
血糖値が上がる
低血糖になりやすい

食欲を失う
消化不良、腹痛便秘
吐き気、嘔吐
お腹にガスが溜まる
胃酸の分泌低下

筋運動がアンバランス
理由なく倒れやすい

疲れやすい、弱々しい
電車ですぐ座りたがる
電車の中で居眠りする
朝すっきり起きられない
記憶力低下
ストレスに弱い

抗体産生低下
アレルギー症状が悪化

肩こり、冷え性
背中の痛み
副腎の働き低下
自律神経失調

湿疹
手足のけいれんと痛み
手足がちくちく痛む
手足の無感覚、ひきつり
足がひりひり熱くなる
関節の痛み

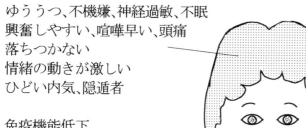

欠乏は希れ、加工食品を多く摂り、抗生物質摂取で欠乏症が起こりうる

ビタミンB5を使ってみたい

ビタミンB5（パントテン酸）は次の状態に有益であるかもしれない

ゆううつ、疲労を快復する
無気力、虚弱、弱々しい
いらいら、ストレスを緩和
偏頭痛、不眠症
興奮しやすい
脱毛を防ぐ
易感染性を改善
アレルギー性鼻炎
歯ぎしりを改善する
風邪、咽頭炎を緩和
喘息
高脂血症を改善
貧血症、低血圧、動悸
副腎機能を快復する

胃炎、消化不良
胸やけを治す、腹痛
筋ジストロフィー

湿疹、**乾癬**、白斑
手足がしびれる、痛む
下痢、寄生虫症
膀胱炎
運動家のスタミナ、能力を増す
関節炎の症状を緩和

骨折
抗体産生
筋肉のけいれん
焼けるような感覚

記憶力を増す
アルコール中毒
てんかん、失神
精神病、自閉症
正常な発育発達に必要
ニキビを改善
慢性消耗性疾患に
術後のショックを緩和

妊婦、授乳婦の健康に
減量の助けに

血糖改善、境界型糖尿病
肝硬変
膵炎
食欲不振、吐き気

多発性硬化症

傷の治りを良くする
手術を受ける人
便秘、**潰瘍性大腸炎**
運動神経の不調
筋肉の協調不調

赤字は必要性が高い
所要量５ｍｇ：使ってみたい量２０〜５００ｍｇ

ストレスのお話

ストレス　私たちが元気いっぱい活動するには、ある程度の刺激(ストレス)が必要である、反対に、うちのめされるようなストレスは、緩和する対策が必要になる。

脳下垂体から副腎皮質刺激ホルモン(ACTH)の分泌を増加させる刺激をすべてストレスという、ストレス反応は、環境に適応するための必須の反応である。
しかし、ストレスが長く続くとホルモン過剰による悪い影響が現れてくる。ストレスで上昇するホルモンは、ACTH、GH、PRLなどの下垂体ホルモンとカテコールアミン及び副腎ホルモンである。

副腎機能低下　ストレスを受けると、副腎からの皮質ホルモン分泌が増加する、これは生命維持に不可欠で、副腎を摘出した犬がストレスを受けると、虚脱を起こして死んでしまう。モルモットを寒い所に放置すると弱って死ぬが、副腎皮質ホルモンを注射していると寒さに耐えて死なない。

緊張もストレス　軽い緊張でもストレスとして副腎は反応する、学生が試験を受けると

	学生の平常生活では	学生の卒業試験の時
尿中副腎皮質ホルモン分解物	9.6mg	10.8mg
脈拍	72	80
尿中窒素をタンパク質換算	75	84
尿中硫酸(コンドロイチン硫酸)	0.5	0.62

副腎が過労　副腎は、平常ではコーチゾンを25mgほど分泌しており、ストレスを受けると3倍に増えるという、ホルモンの分泌増加にともない、副腎は肥大する、高分泌が続くとやがては機能が衰え疲弊してしまう。

感情と自律神経　ストレスの影響で自律神経のバランスが崩れやすく、色々な症状を現す

感情	交感神経機能	副交感神経機能
ひどい驚き、急な恐怖、激しい怒り	+++	-
不安が続く、緊張する、怒り、興奮	++	++
平穏、安息、休養	-	+
失望、ゆううつ、悲しみ、心配ごと	-	-

感情と生理　怒るとノルアドレナリンの分泌が高まり、心配するとアドレナリンの分泌が高まる、それぞれが違った影響を体に与える。

カテコールアミンの効果比較

	アドレナリン(副腎髄質)	ノルアドレナリン(交感神経末端)
心拍出量	増大	減少
末梢血管抵抗	減少	増大
血圧上昇	±±	++++
脂肪酸放出	+++	++++
グリコーゲン分解	++++	+
熱生産の増大	++++	+++

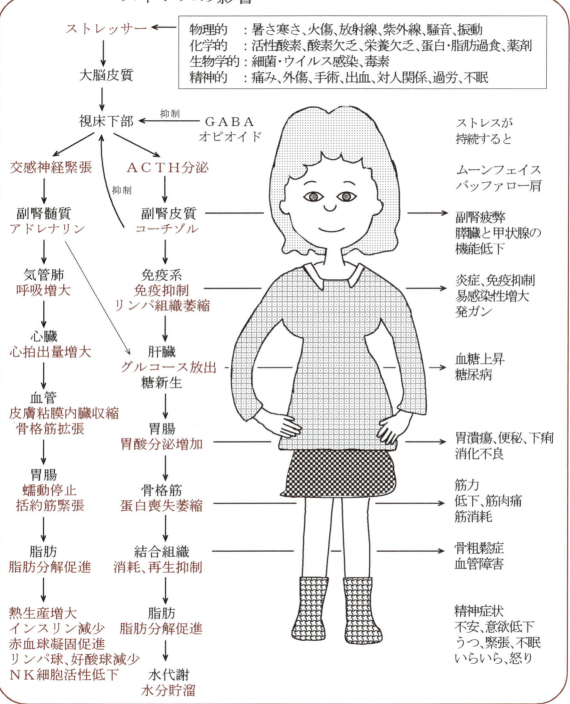

ストレスと栄養

ストレス	強いストレスが長く続くと、副腎は異常な応答を起こし、ホルモンを過剰に分泌するか、欠乏してしまうかである。 副腎の萎縮はストレス過剰でも、ホルモンの服用を続けても起こりうる。 ストレスに適応するには、下垂体ホルモン、副腎ホルモンなどホルモンの十分な分泌が重要である。 臓器が活動し、ホルモンを分泌または分解するときには、フリーラジカルが発生しやすい。
必要な栄養素	副腎の正常な機能を維持し、ストレスに対応するには、特にビタミンC、ビタミンB5、B6、マグネシウム、亜鉛が大切である。 抗酸化栄養素としてビタミンB2、E、セレンも必要である。
ビタミンC	喫煙や大気汚染、アレルゲンなど化学ストレスにたいしてビタミンCの必要量は増加する。Cはまた、ストレス中の免疫機能を正常に維持するにも重要である。
ビタミンB5	ビタミンB5は、C同様にストレスに対応し、副腎機能を正常に維持するのに必要である。B5欠乏は副腎の萎縮をまねきやすい。 疲労、頭痛、睡眠障害、吐き気、消化器症状などを起こしやすい。
人参	高麗人参、アメリカ人参、シベリア人参、田七人参、、および健康食品のDHEAを摂ると、ストレスに抵抗する能力が増すと報告されている。
ビタミン不足	体内のビタミンが不足すると、不足がストレスとして影響する。 ビタミンB1、B2、B3、B5、B6、Cを不足させると、尿中に排泄されるステロイド分解物が増加する、ビタミン不足は意識されないが、ストレスになっていることを示し、ビタミン不足は二重の打撃となる。
抗ストレス食	ストレスのあるときには、タンパク質を始めビタミンその他すべての栄養素の補給を考える。 病気、特に痛みのある病気の場合には、病気自体がひどいストレスとなる。 ストレスに効果的な食品は、レバー、小麦胚芽、酵母、きな粉、緑葉野菜とされる。アルコール、煙草、カフェイン、精製糖などはストレス緩和に効果があるが、過ぎれば副腎に悪い影響を与えると考えられる。
カリウムとナトリウム	ストレスの初期や副腎ホルモンを投与された時、また食塩の摂りすぎの時には、体内にナトリウムが溜ってカリウムは尿に排泄されやすい。 炎症が激しく、副腎が消耗して、アルドステロンの分泌が低下するとカリウムよりナトリウムが尿から失われてしまうから、塩分をしっかり摂らなければならない。

ビタミンB6のお話

B6　B6はピリドキシン、ピリドキサール、ピリドキサミンの3種類が存在し相互に転換できる。それぞれにリン酸化タイプが存在し、ピリドキサールリン酸が体内で働く主要なタイプである。

構造

ピリドキシン　　　　　　　　ピリドキサール

ピリドキサミン　　　　　　　ピリドキサールリン酸（PLP）

働き　B6酵素は100以上あり、すべてのアミノ酸の代謝に関与するので必要量はタンパク質の摂取量に比例し、タンパク質1g当り、B6が0.02mg必要である。
①B6酵素ホスホリラーゼやアミノ酸転移でブドウ糖生成に働く。
②アミノ酸転移と非必須アミノ酸の生合成。
③脱炭酸
　a）神経伝達物質のアドレナリン、ノルアドレナリン、セレトニンγアミノ酪酸（GABA）の生成。
　b）5-アミノレブリン酸生成、これからポルフィリンが合成されヘモグロビンが作られる。
　c）スフィンゴミエリン、フォスファチジルコリンの合成。
　d）タウリン合成、これは目や脳の働きに必要、また胆汁を作る。
④B6酵素キヌレニナーゼによるトリプトファンからB3への転換。
⑤セリン代謝によるDNA合成への関与。
⑥含硫アミノ酸の代謝。
⑦ピリドキサールリン酸が関与し燐脂質を生成。

不足すると　タンパク質合成が低下‥食欲不振、体質虚弱
　　　　　　　　　　　　　　　‥リンパ球、抗体減少、易感染性、ガン免疫低下
神経伝達物質合成低下‥GABA減少し神経の過敏、けいれんを誘発
ヘモグロビン合成低下‥貧血
アミノ酸代謝異常　　‥トリプトファンからのB3転換が減る
　　　　　　　　　　‥メチオニン→ホモシステイン蓄積、動脈硬化
　　　　　　　　　　‥トリプトファン→キサンツレン酸、糖尿病

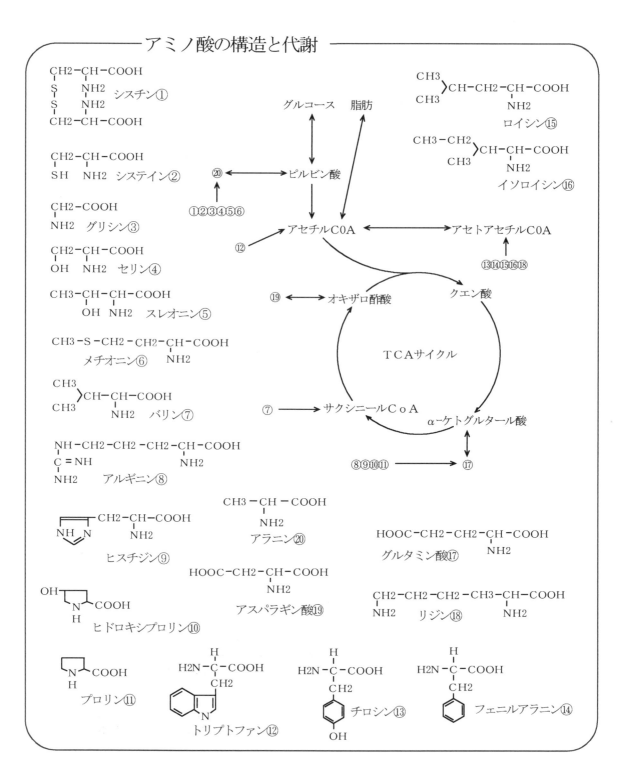

B6欠乏で起こりやすい症状

赤字は欠乏の早期に起こりうる

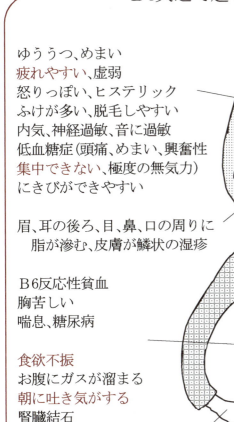

ゆううつ、めまい
疲れやすい、虚弱
怒りっぽい、ヒステリック
ふけが多い、脱毛しやすい
内気、神経過敏、音に過敏
低血糖症（頭痛、めまい、興奮性
集中できない、極度の無気力）
にきびができやすい

眉、耳の後ろ、目、鼻、口の周りに
　脂が滲む、皮膚が鱗状の湿疹

B6反応性貧血
胸苦しい
喘息、糖尿病

食欲不振
お腹にガスが溜まる
朝に吐き気がする
腎臓結石
傷の治りが遅い

手足のひきつり、まひ
手足がちりちりする
手足ののふるえ、けいれん

関節の痛み
筋肉のバランス感覚不良
おかしい歩き方
こむらがえり

学習能力低下
忘れっぽい、痴呆
不眠、脳波異常
夢を見ない、覚えていない
多動症、てんかん症状

目の血膜が過敏
瞼がぴくぴくする
口角炎、舌炎、口内炎、口臭
頻繁に風邪をひく
免疫能低下、抗体産生低下
胸腺萎縮、リンパ球減少

乳児のむずがり、けいれん
乗り物酔い

皮膚の鱗屑
皮膚湿疹（B2、B3と類似）

指の腫れ
妊娠悪阻
少女の生理不順
生理前のうつといらいら
ヒップと大腿部に妊娠線
妊娠中、閉経期のむくみ

足首の腫れ

菜食主義者、アルコール愛飲家、喫煙者、薬品摂取者は、欠乏のリスクが高い
避妊用ピル摂取者のうつ、悪阻のある妊婦では、血中B6レベルが低い傾向

ビタミンB6を使ってみたい

ビタミンB6は次の状態に有益であるかもしれない

疲れやすい、不眠を改善
神経過敏、うつ、混乱、不安を緩和
鉄芽球性貧血症
頭痛、虚弱、めまい、不眠
脱毛、フケを改善する
てんかん、分裂病を緩和
顔面神経麻痺
耳の感染、アレルギー性鼻炎
顔の脂症、皮膚炎、にきび
口内炎、舌炎、口唇症を改善

甲状腺機能亢進症に
喘息を緩和
動脈硬化、心臓病を防ぐ
糖尿病の神経障害

胃炎、食欲不振、消化不良
皮膚炎、湿疹、乾癬
メラノーマ
腎結石
B6関連けいれん
関節炎の炎症緩和
血中ホモシステインに葉酸、B12と
抗体産生
脳でセロトニンなど生成

アミノ酸、タンパク質代謝
トリプトファンからB3生成

アルコール中毒を改善
コレステロールを下げる
脳の正常な働きに
アルツハイマー病
神経炎、しびれの改善
子供の学習不能、自閉症
子供の発育、発達
免疫能低下
記憶力を高める
吐き気、乗り物酔い
高齢者の健康に
更年期症状を改善
アレルギー症の緩和
経口避妊薬性うつ状態に
筋ジストロフィー

妊婦、授乳婦の健康に
ストレスを緩和する
傷の治りが遅れる
妊婦の吐き気
月経前症候群
利尿作用
手根管症候群

組織の修復、維持
中華料理症候群

赤字はB6の必要性が高い
所要量1.6mg：使ってみたい量10〜100mg

ビタミンB12のお話

B12　補酵素タイプのB12はメチルコバラミンとアデノシルコバラミンであり、葉酸と密接に協力して、DNA、RNAの合成に働く。

B12の吸収　食品中のB12は、胃液のプロテアーゼにより遊離し、遊離のB12は唾液由来のRタンパク質と結合し、小腸上部に至り、膵臓酵素により再び遊離し、胃からきた内因子と結合する。回腸粘膜の受容体から吸収され、循環系に移行し、血中B12輸送グロブリンと結合し、肝臓などの細胞に運ばれる。貯蔵は約2〜5mg、普通1日喪失量は1〜2μg、吸収不良の場合、1日の喪失量は10μgと推定されている。

構造

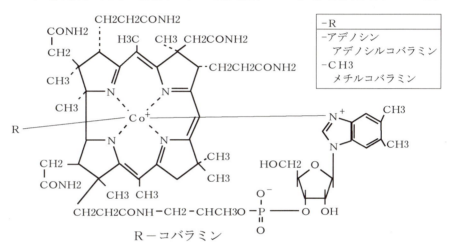

R－コバラミン

-R
 -アデノシン
  アデノシルコバラミン
 -CH3
  メチルコバラミン

働き

①アデノシルコバラミン
　本酵素が、基質の炭素につく水素を引き抜き、その跡に隣りの炭素につくX基が、移動し、酵素がX基の跡に受け取った水素を戻す。

$$-\overset{H}{\underset{}{C_1}}-\overset{X}{\underset{}{C_2}}- \rightleftharpoons -\overset{X}{\underset{}{C_1}}-\overset{H}{\underset{}{C_2}}-$$

アデノシルコバラミンの関与する反応はこの形をとる、例外に外部の基からの水素の転移反応もある。

水素移動の反応に、水素運搬体として、炭素骨格の組み替え、アンモニアや水の脱離、アミノ基の転移、還元反応などに働く。

②メチルコバラミン
　メチル基運搬体として、メチオニンやメタン、酢酸生成に働く。メチオニン生成時、同時にチミン合成に必要な、従いDNA合成に必要な葉酸を脱メチルして活性化する手助けをしている。

不足すると　葉酸を介して核酸代謝異常‥DNA合成低下→細胞増殖低下→貧血
　　　　神経細胞の脂肪酸代謝異常‥知覚異常、末梢神経痛、神経過敏、うつ
　　　　貧血症状　　　　　　　　‥疲労、脱力感、消化器症状、動悸、息切れ

B12欠乏で起こりやすい症状

赤字は欠乏の早期に起こりうる

虚弱、疲れやすい
ゆううつ、無感動、気分の動揺
怒りっぽい、**不機嫌、精神不安**
めまい、頭痛、**睡眠障害**
発育、細胞再生の障害
脱毛しやすい

青白い唇、舌、歯茎
舌の潰瘍
舌が苺のように赤く痛む
舌の先端と側面は滑らか
舌の裏側は明るい赤色
味覚障害

吐き気
食欲不振
胃酸が減る、消化不良
お腹にガスが溜まる
下痢、便秘

腰痛
下肢の脱力
よろよろする歩き方
蟻のはうような感じ
腱反射の減少

回復不能の神経障害
物忘れ、見当識欠如
集中力、学習能力の低下
妄想、幻聴、混迷、**痴呆**
老人性精神病、うつ病

顔色が悪い、むくむ
視神経の萎縮
ぼやけて見える
話がしにくい

大赤芽球性貧血
息切れ
体重減少
白血球の生産低下
感染しやすい
あざが出来やすい
生理不順、無月経
インポテンツ

手足のしびれ、無感覚
手足のひりひりする痛み
手足の運動まひ
手足が虚弱

高齢者の１５％に欠乏の疑い
B12不足の食事、或いは、胃における内因子の分泌不足で欠乏が起こりうる
内因子の不足は、萎縮性胃炎、ストレス、加齢、胃摘出手術などが原因

ビタミンB12を使ってみたい

ビタミン12は次の状態に有益であるかもしれない

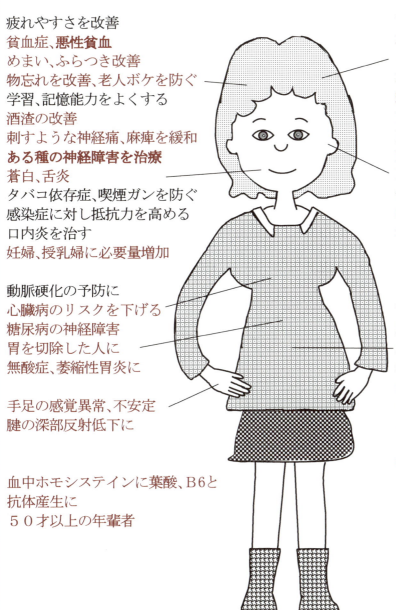

疲れやすさを改善
貧血症、悪性貧血
めまい、ふらつき改善
物忘れを改善、老人ボケを防ぐ
学習、記憶能力をよくする
酒渣の改善
刺すような神経痛、麻痺を緩和
ある種の神経障害を治療
蒼白、舌炎
タバコ依存症、喫煙ガンを防ぐ
感染症に対し抵抗力を高める
口内炎を治す
妊婦、授乳婦に必要量増加

動脈硬化の予防に
心臓病のリスクを下げる
糖尿病の神経障害
胃を切除した人に
無酸症、萎縮性胃炎に

手足の感覚異常、不安定
腱の深部反射低下に

血中ホモシステインに葉酸、B6と
抗体産生に
５０才以上の年輩者

アルコール中毒を改善
不機嫌、ゆううつを改善
うつ病を改善
不眠症を改善
精神錯乱、記憶喪失に
アルツハイマー病を改善
亜硝酸アレルギーを緩和
正常な発育と発達に
耳鳴りを改善
慢性消耗性疾患に
HIVのエイズ進展抑制
老人の免疫低下
ストレスが続く人
スプルーに

背の痛み、腰痛
肝炎、肝硬変
膵臓ガン、腸ガンの予防
嚢胞性繊維症
多発性硬化症の改善
ひどい火傷、手術時に
筋ジストロフィー
手足の運動失調
純粋な菜食主義者

赤字はビタミンB12の必要性が高い
所要量２.４μｇ：使ってみたい量１００〜１０００μｇ

葉酸のお話

葉酸　葉酸はプテリジン、ＰＡＢＡとグルタミン酸が１ないし数個結合した形であるが、広義の葉酸はメチル基やホルミル基などの１炭素単位が結合した物も含む。

構造

$$\underbrace{\begin{array}{c}O\\ \|\\ \text{H}_2\text{N}-\text{ピリミジン環}\end{array}}_{\text{プテリジン}} - \text{CH}_2-\text{NH}-\underbrace{}_{\text{PABA}}-\text{C}-\text{NH}-\underbrace{\text{CH}-\text{COOH}}_{\text{グルタミン酸}}$$

（位置番号 5, 10; グルタミン酸側鎖 CH2CH2COOH）

葉酸（プテロイルグルタミン酸、テトラヒドロフォレート）

働き　炭素１個の化合物、ホルミル基(10-CHO-)メテニル基(5,10-CH=)メチレン基(5,10-CH2-)メチル基(5-CH3-)などの各種のＣ１単位の転移に働き、プリン塩基、ピリミジン塩基、トランスRNAの生合成メチオニン、グリシン、セリン、ヒスチジンなどアミノ酸代謝、タンパク質合成の開始などに関与している。これら塩基は核酸即ち、ＤＮＡ、ＲＮＡの主要成分で、細胞増殖には必須のため、葉酸欠乏は細胞増殖の盛んな組織、骨髄、消化管粘膜毛母細胞などに特に影響が大きい。

Ｂ12との協力　B12が５-メチル-H4葉酸を脱メチルし活性型のH4葉酸に転換する。

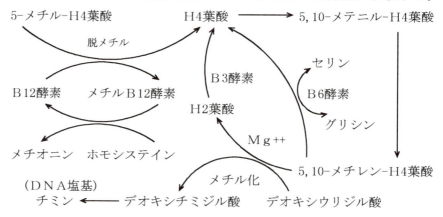

不足すると　核酸不足で細胞増殖障害‥骨髄の血球生産低下し、貧血が起こる
　　　　　　　　　　　　　　　　　・・消化器粘膜に影響、口内炎、舌炎、胃腸潰瘍
　　　　　　　　　　　　　　　　　・・胎児の発育障害、奇形
　　　　　　　　　　　　　　　　　・・毛母細胞が弱り脱毛
　　　　　　　　　　　　　　　　　・・記憶保持に関与する核酸減少し物忘れ
　　　　　　　　　　　　　　　　　・・大腸、肺、食道、子宮頚、乳房ガンリスク増
　　　　貧血のために　　　　　　　・・筋肉、神経系の酸素不足、動悸、息切れ
　　　　ホモシステイン増加　　　　・・動脈硬化、心臓疾患

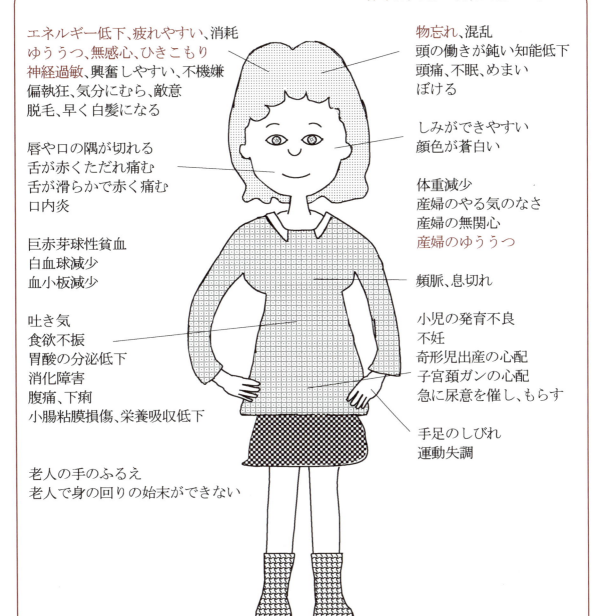

葉酸を使ってみたい

葉酸は次の状態に有益であるかもしれない

疲労、うつを緩和する
ストレスを緩和する
脱毛、若白髪を防ぐ
貧血症、悪性貧血の改善に
偏頭痛を緩和
組織の損傷を快復する

扁桃腺炎
舌のただれを治す

心臓病のリスクを下げる
動脈硬化症
うっ血性心不全
ウイルス性肝炎
胃炎、消化不良
胃腸障害、下痢、食欲不振
副腎の機能低下改善
胎児奇形リスクの予防
子宮頚ガンリスク回避

尿結石症
乾癬、皮膚の潰瘍
いぼをなおす
関節炎の改善に

減量中の若い女性に

痛風を緩和

アルコール中毒に
分裂病、てんかんに
アルツハイマー病の予防
異形成を防ぐ
妊娠、授乳婦に
胎児の正常な発育に
高齢者の不足に
タバコ依存症に
口内炎の潰瘍を治す

肺ガンリスク回避
免疫能低下を改善
高血圧
乳腺炎、乳ガンを防ぐ
腸管の過敏改善
スプルー
潰瘍性大腸炎
大腸ガンリスク回避
直腸ガンリスク回避

ピル使用者に
骨粗鬆症の予防
爪の障害を改善する
手術を受ける人に

赤字は必要性が高い
所要量２００μg：使ってみたい量４００〜１０００μg

ビオチンのお話

ビオチン	糖質、脂質、タンパク質の代謝に働く酵素の補酵素となっている。DNA、RNAの生成に働くため、細胞の成長と増殖に必須である。生の卵白に含まれるアビジンは、ビオチンと結合し、吸収を阻害する。生卵の多量摂取はビオチン欠乏症を招く可能性がある。

構造

ビオチン　　　　　　　　　　活性炭酸

働き

ビオチンは補酵素としての作用と、ビオチンの直接作用の２つがある。
① ビオチンはCO_2の移動、または、放出をする酵素の補酵素となり種々の代謝系に重要な働きをしている。脂質、糖質、アミノ酸代謝や性ホルモンの合成抗体産生に必要である
② ビオチンは直接グアニール酸シクラーゼ活性を高め、cGMP生産を上昇させ、タンパク質合成、RNA合成、糖代謝に関与し、インスリン分泌やビタミンC利用を通し骨代謝にも関与すると推定される。

各種代謝

① 脂肪酸の合成。
② 核酸成分のピリミジンの合成。
③ 葉酸を活性型に転換する、B12、B5の利用に必要。
④ オキサロ酢酸を補給し、TCA回路へ、また糖新生に働く。
⑤ アミノ酸、脂肪酸代謝。

遺伝子発現

⑥ 遺伝子発現に働く、複写と翻訳で、また、DNAの複写にも働くと考えられている。

抗酸化
糖尿病

⑦ 抗酸化活性を持つ。
⑧ インスリンの感受性を高め、グルコキナーゼの活性を増し糖尿病の血糖を改善する。

不足すると

インシュリン感受性低下	・・耐糖能低下
エネルギー生産低下	・・疲れやすい
ピルビン酸、乳酸蓄積、糖新生低下	・・筋力低下、低血糖、嘔吐
プロピオン酸代謝低下、代謝物蓄積	・・アシドーシス、ケトーシス
タンパク質合成、RNA合成低下	・・皮膚と爪の障害、脱毛、貧血
葉酸、B12利用低下	・・貧血
脂肪の合成が傷害される	・・神経鞘不完全、神経障害
ロイシン代謝低下、代謝物蓄積	・・アシドーシス、筋力低下、嘔吐

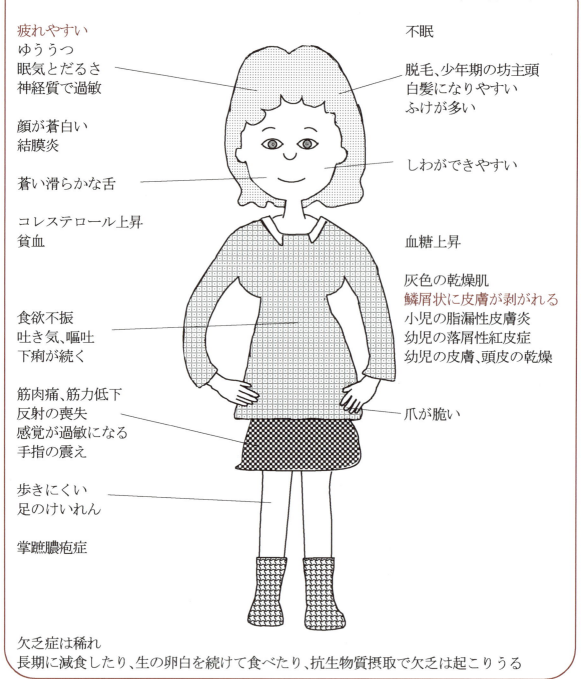

ビオチンを使ってみたい

ビオチンは次の状態に有益であるかもしれない

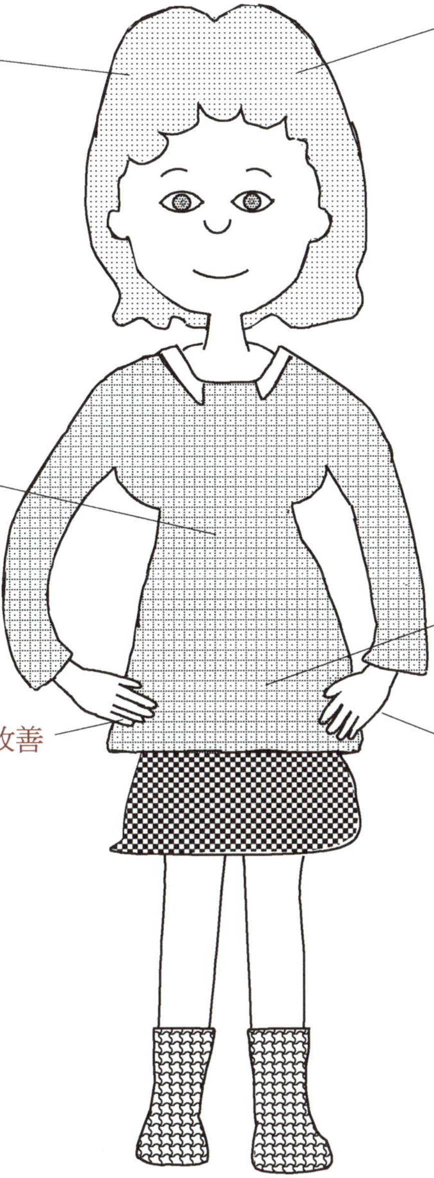

疲れやすさを改善する
脱毛、白髪を防ぐ
発毛促進に
灰色の髪を改善する
うつを改善する
膜炎を改善する

吐き気を改善する

コレステロールを下げる

耐糖能低下を改善
糖尿病性神経炎を改善

筋肉の弱さを改善

皮膚炎、湿疹を改善する
脂漏性皮膚炎の治療
脆い、割れ易い、薄い爪の改善

不眠を緩和する
貧血を改善する

卵白を多く食べたとき
遺伝的障害に

青白く滑らかな舌を改善

高血糖症を改善
減量を助ける
掌蹠膿疱症性骨関節炎

筋肉の痛みを緩和する
腸管カンジダ症改善

掌蹠膿疱症を改善する

赤字は必要性が高い
所要量３０μｇ：使ってみたい量２００μｇ〜１０ｍｇ

L－カルニチンのお話

L-カルニチン	体内で合成されるアミノ酸誘導体である。各細胞、特に心臓に多く存在し、アセチルカルニチンは脳内に多く存在する。 カルニチンは、長鎖脂肪酸をミトコンドリア内に、細胞膜を通して運び、心筋や骨格筋にエネルギーを供給する、重要な働きをする。 肝臓と腎臓でリジン、メチオニンから生合成される。合成にC、B3、B6、鉄を必要とする。D型には効力がなく、L型の拮抗体である。

構造

```
         CH3
          |
  CH3 ― N ― CH2 ― CH ― CH2 ― COOH        L-カルニチン
          |         |
         CH3       OH

         CH3
          |
  CH3 ― N ― CH2 ― CH ― CH2 ― COOH        アセチル-L-カルニチン
          |         |
         CH3      O ― C ― CH3
                      ||
                      O
```

働き　　　カルニチン、アセチルカルニチンの働きは

エネルギー
①エネルギー生産
　長鎖脂肪酸をミトコンドリアの膜を通過して運び、β酸化の手助けをする。また、中鎖脂肪酸、短鎖脂肪酸を膜の外へ運び出す。

心臓
②心臓保護作用
　中性脂肪の利用を促進して血中レベルを低下し、HDLレベルを上げ、LDLの酸化を防ぐ。
　心臓、肝臓、筋肉に脂肪が蓄積するのを防ぐ。
　アセチルカルニチンはミトコンドリア機能と、カルジオリピンの生成を促進する。カルジオリピンは心臓などミトコンドリア内膜に存在するリン脂質で、膜輸送に重要な働きをしている。

神経
③神経保護作用
　アセチルカルニチンは、そのアセチル基を神経伝達物質のアセチルコリンの生成に提供する。
　アルツハイマー病のような、加齢に伴うコリン作動性の不足病にとって治療の助けになると考えられる。

CoA　　④アセチルカルニチンは、細胞内のCoAのレベルを維持する。

糖化　　⑤アセチルカルニチンは、試験管内で、レンズタンパク質の糖化を減少させる。レンズタンパク質のクリスタリンをアセチル化することで糖化障害を防ぐ可能性が考えられる。

精子　　⑥アセチルカルニチンは、人の精子が活動するための、すぐに利用できるエネルギーを貯溜するのに働いている。

減量　　⑦カルニチンは、減量や慢性疲労症候群治療の効果が期待される。

―― カルニチンを使ってみたい ――
カルニチンは次の状態に有益であるかもしれない

高齢者の集中力、記憶力増加
うつ状態を改善する
スポーツマンの運動能力向上
アルツハイマー病予防、改善
肥満者の脂肪減量促進

スタミナ増加
慢性疲労症候群改善
ダウン症候群
疲れやすさを改善する
老人痴呆、脳神経障害

ＬＤＬコレステロールを下げる
ＨＤＬコレステロールを上げる

虚血性心疾患の改善
心臓筋障害の改善
狭心症、心不全、不整脈
心臓病患者の運動能向上
糖尿病の改善
低血糖症改善

甲状腺機能低下を改善
慢性気管支炎、肺気腫
筋肉形成を促す
筋力低下を改善
筋萎縮症の改善
筋肉痛緩和

肝臓代謝障害を改善
アルコール性脂肪肝
消化管機能を促進

早産児の発育に
精子の運動性の向上
男性不妊症の改善

腎透析患者の筋力低下
や高脂血症を改善する

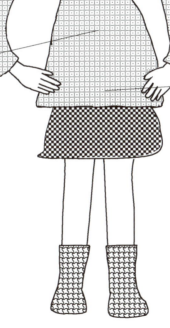

赤字は必要性が高い
使ってみたい量５００〜１０００ｍｇ

コリンのお話

コリン　コリンは体内で生合成されるが、十分ではないかもしれない。
レシチン、スフィンゴミエリン、アセチルコリンを構成する。
細胞膜の構成脂質や神経伝達物質の構成成分として重要である。

構造

$$HO-CH_2-CH_2N\begin{matrix}CH_3\\CH_3\\CH_3\end{matrix} \qquad \begin{matrix}HCOH-CH=CH-(CH_2)12-CH_3\\HC-NH-COR\\H_2C-O-PO_2H-OCH_2CH_2N\end{matrix}\begin{matrix}CH_3\\CH_3\\HO\quad CH_3\end{matrix}$$

　　　　　　　　コリン　　　　　　　　　　　　スフィンゴミエリン

働き
① レシチンを生合成する前駆物質である。
② スフィンゴミエリンを生合成する前駆物質である。
　　レシチンとスフィンゴミエリンは細胞膜を構成する重要な物質で
　　細胞膜の形状維持、膜流動性、膜の柔軟性、膜酵素の活性調節に
　　関与し特に脳、神経細胞に多い。
　　これらリン脂質は、また、細胞内メッセンジャーのセラミド及び
　　ジアシルグリセロールの前駆物質として利用される。
③ アセチルコリンを生合成する前駆物質である。
　　アセチルコリンは脳の神経伝達物質で、筋肉が正常に収縮するのに
　　必要で、特に心筋の働きに重要である。
　　アセチルコリンは記憶など脳の働きに重要である。
④ コリンは信号因子である血小板活性化因子（ＰＡＦ）を構成する。
⑤ コリンはレシチンと密接に協同して、生殖と胎児の発育に重要である。
⑥ コリンは葉酸やB6と協同し、動脈硬化の誘因となるホモシステイン
　　レベルを低下させ、心臓の健康に役立つ。

運動　マラソン競走、トライアスロンなどでは血中コリン量が４０％低下する。
２０マイルレースで、コリン摂取によって記録が５分短縮できた。

脳神経　動物実験で、妊娠中にコリンを十分与えられて生まれた子供の、脳の
発展と記憶に良い効果がみられた。
コリンと葉酸は、胎児の正常な脳神経の発達を助け、記憶や精神機能の
発達に大切な働きをしている。
アルツハイマー症候群に対する予防効果が期待される。

加齢によって　年をとると、脳のアセチルコリンの生成量が減り、記憶力が低下する。
コリンの利用を高めるには、B12、葉酸、L-カルニチンが必要

肝臓　胆嚢、肝臓の働きを助ける。コリンが不足すると脂質代謝が低下し
脂肪肝を招きやすい。
コリンはメチオニン、イノシトール、及びハーブのミルクチッスル、
ダンデリンと一緒に強肝サプリメントとして使われる。
この組み合わせは、脂肪肝を防ぎ、肝臓の脂肪代謝を促し、解毒作用を
助け、肝炎、肝硬変、胆石症に効果的だとされる。

コリン欠乏で起こりやすい症状

赤字は欠乏の早期に起こりうる

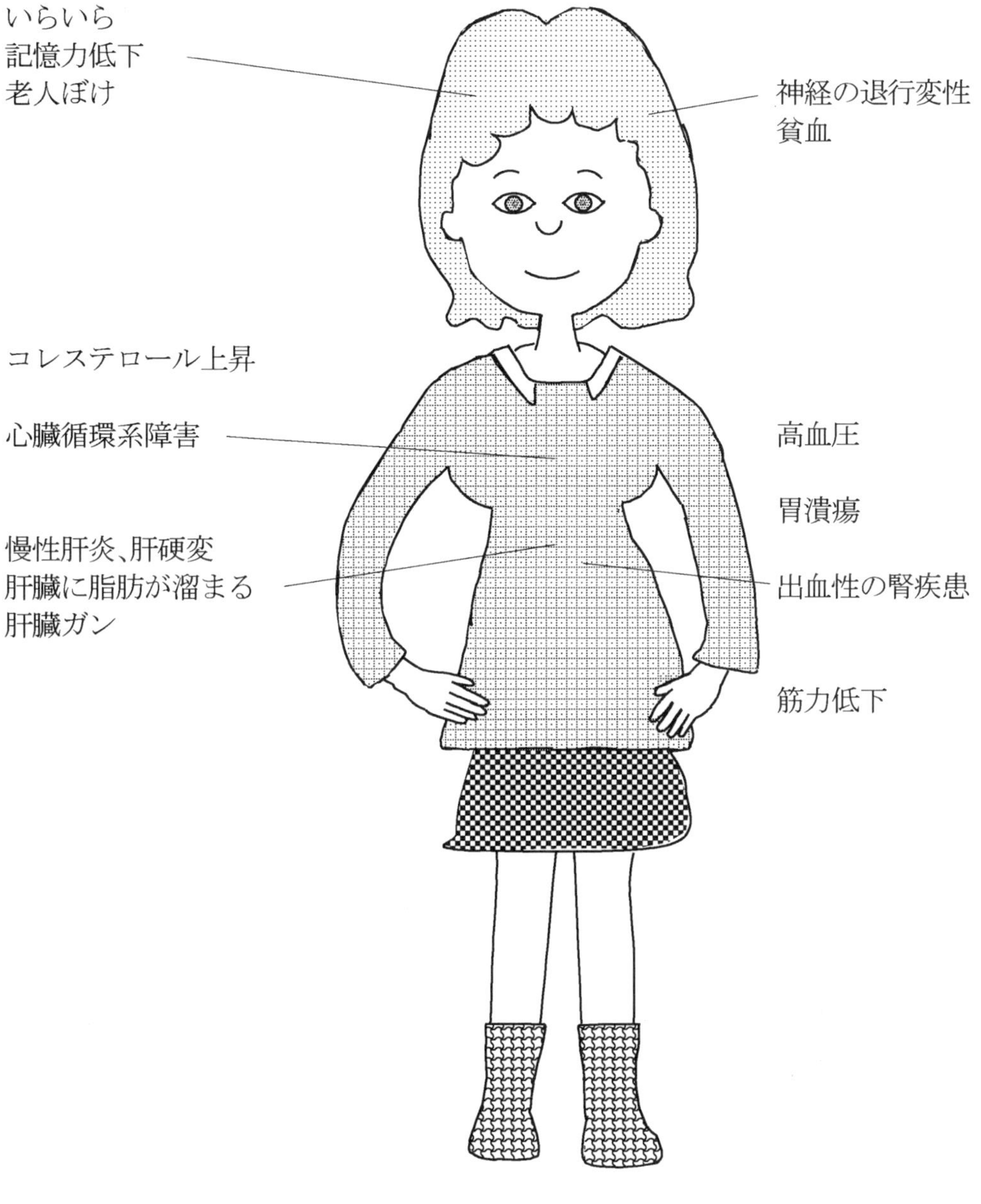

- いらいら
- 記憶力低下
- 老人ぼけ

- 神経の退行変性
- 貧血

- コレステロール上昇
- 心臓循環系障害

- 高血圧
- 胃潰瘍

- 慢性肝炎、肝硬変
- 肝臓に脂肪が溜まる
- 肝臓ガン

- 出血性の腎疾患

- 筋力低下

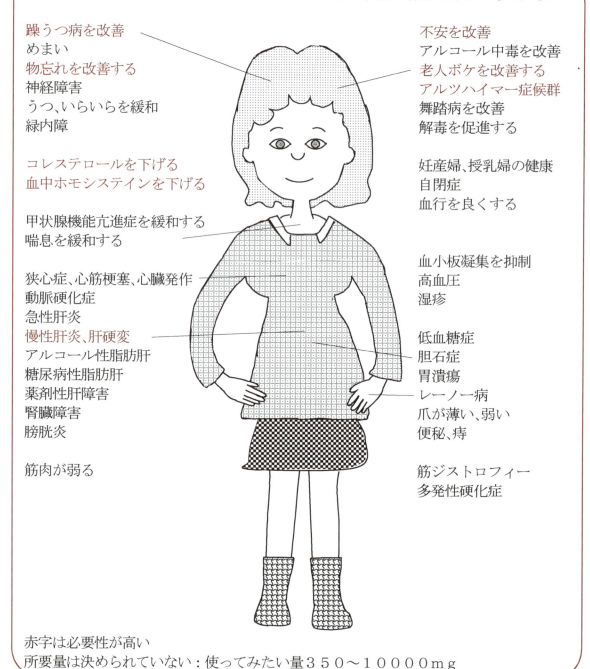

イノシトールのお話

イノシトール	シクロヘキサン6価アルコールの総称で、5種類が天然に存在するが生体で主要な生理活性を示すのは、ミオイノシトールいわゆるイノシトールのみである。体内で生合成される。 脂質性のビタミン様物質で、コリンと共に大豆レシチンに含まれる。

構造

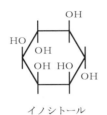

イノシトール　　　　ホスファチジルイノシトール（ＰＩ）

働き

①生体膜の成分
　コリンと共にレシチンの成分であり、膜リン脂質の構成成分となる。
②発育を促し、脂肪肝を防ぐ、皮脂腺を調整し毛の成長を助ける。
　脂肪の代謝を促す、コレステロールを下げる。
　コリンと共に脳細胞に、栄養を与える。
③膜輸送、細胞骨格形成
　ＰＩ不足の細胞では、細胞膜に含まれるＮａ、Ｋ－ＡＴＰａｓｅの活性と種々の物質の細胞膜を通しての輸送が著しく損なわれる。
④膜を介して情報伝達機構に重要な役割をはたす。
　膜の情報伝達は、イノシトール系と、ｃＡＭＰ系と二つある。
　イノシトール系の膜での働きは
　細胞膜の受容体に外部から、ホルモン、神経伝達物質、成長因子などが結合すると、ＰＩＰ2の分解が促進され、ＤＡＧとＩ－1、4、5－Ｐ3が出現する。ＤＡＧによってプロテインキナーゼＣが活性化され、機能タンパク質がリン酸化される。
　Ｉ－1、4、5－Ｐ3は小胞体のＣａイオンを動員する。
　これらの働きで、酵素、ホルモン、神経伝達物質、その他細胞成分の放出分泌、あるいは膜のイオン透過性の変化、筋肉の収縮、ＤＮＡ合成、細胞増殖、さらには、記憶に至るまで、実に多彩な細胞応答を引き起こす。
　ＤＡＧやＩ－1、4、5－Ｐ3は、ｃＡＭＰと同様、情報伝達における第二次メッセンジャーと呼ばれる。

精神症状　　うつ状態、パニック、肥満脅迫神経症などの手当にに有効と考えられている。

フィチン酸　　植物中にはフィチン酸（イノシトールの六リン酸エステル）として存在し、植物のリン酸の貯蔵庫となっている。植物はフィターゼという分解酵素を持つが、人は持っていないので利用できない。
また、生物一般に膜リン脂質構成成分として存在する。

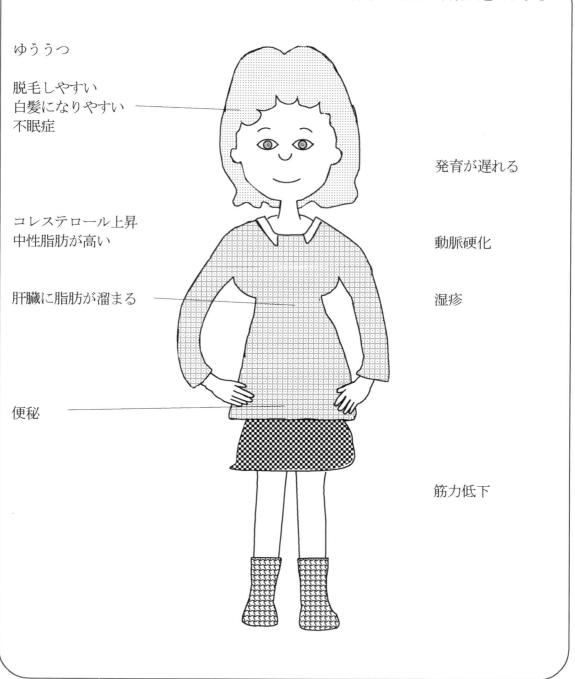

イノシトールを使ってみたい
イノシトールは次の状態に有益であるかもしれない

うつ状態、不安を改善
めまいを改善する
不眠症を穏やかに改善する
脱毛を改善する
月経前症候群

緑内障を改善する

血行を良くする

喘息を改善
コレステロール下げる
動脈硬化症
狭心症の改善
低血糖を改善
脂肪肝、肝炎を改善する
肝硬変
腎障害を防ぐ

筋萎縮症
便秘

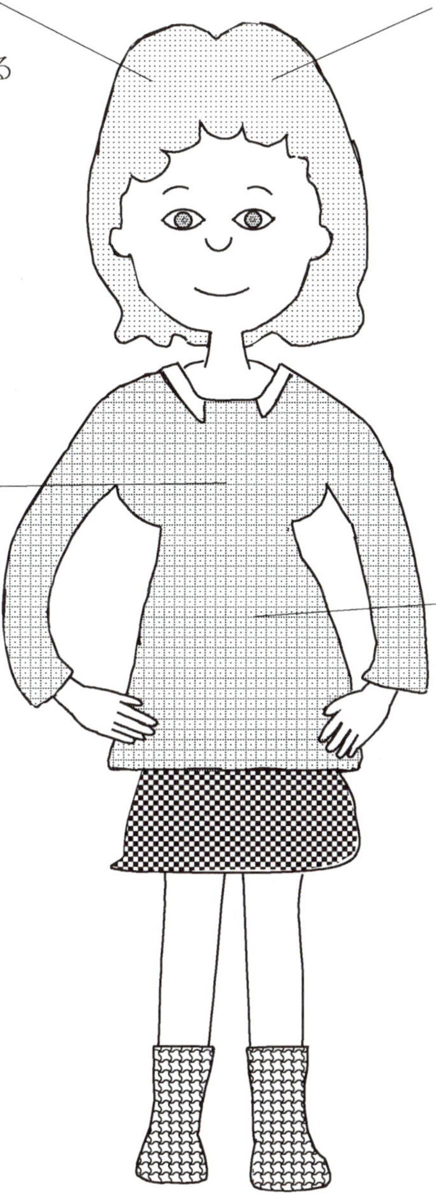

パニック症候群改善
分裂病を改善する
肥満脅迫症

高齢者に必要
肥満を改善する
X線障害を防ぐ
多発性硬化症の改善

高血圧を下げる

胃炎を改善する
糖尿病の神経障害改善
膵炎を改善
胆嚢障害を改善
レーノー病を改善する

湿疹
痔を改善する

赤字は必要性が高い
所要量は決められていない：使ってみたい量１００〜１０００mg

レシチンのお話

レシチン　細胞の膜を構成するのに必須のリン脂質であり、コリン、イノシトールの供給源となる。体内で生合成される。
細胞膜は細胞構造を維持し、栄養素とその他物質の出入りを調整する。
レシチンは一般的な食品添加物で、クリーム、マーガリン、マヨネーズ、チョコレートなどの油脂を水と結合させるために使われている。

構造

$$\begin{array}{l} H_2C-O-COR^1 \\ HC-O-COR^2 \\ H_2C-O-PO_2H-OCH_2CH_2N\begin{array}{l}CH_3\\-CH_3\\CH_3\end{array} \\ HO \end{array}$$

レシチン(ホスファチジルコリン)

体内で生合成　肝臓で生合成され、胆汁と共に小腸にそそがれ、血中に再吸収される。
レシチンの合成には、不飽和脂肪酸、コリン、イノシトール、B6、Mgを必要とする。
レシチンは体内で生合成されるので、ひどい欠乏症は現れないが合成量は必要量の15％とも言われる。
高純度のレシチンはホスファチジルコリンを30％近く含んでいる。

働き
①細胞膜を構成する重要な成分で、膜は栄養素の出入りを調整するがレシチン不足の膜は流動性が低下する。レシチンは膜の酸化を防ぐ。神経細胞を取り巻く保護鞘に含まれる。
②血液中の中性脂肪やコレステロールを正常化する。
レシチンは界面活性作用を持っているので、脂肪を乳化して、血中で運びやすくし、細胞が血液から、脂肪やコレステロールを取り込むのを助ける。細胞膜の過剰のコレステロールは、HDLリポタンパク質に取り込まれる。この際、酵素の働きでレシチンの不飽和脂肪酸がコレステロールとエステルを形成し、HDLの中に溜められ、肝臓に送り返され、胆汁として排泄されるのを助ける。
レシチンは胆汁の主要構成成分で、脂肪の代謝に必要である。
③脳の機能を高め、B1の肝臓への取り込み、ビタミンAの腸管からの吸収を助ける。また、エネルギー生産を促進し、アルコールで傷ついた肝臓の再生を促す。
④レシチンを摂取すると、血中コリンとイノシトールを高濃度に保つことができる。

血中脂質　血中脂質の正常化で、動脈硬化、心筋梗塞、脳卒中の予防効果が期待される。レシチンの不足は胆嚢結石のリスクが高まる。

記憶　50～80才の60人のボランティアを二重盲検法で、一つのグループに大匙2杯のレシチン、他に偽薬を与えた。5週間後に記憶テストを行ったところ、レシチングループが著しく高かった。

リポタンパク質

コレステロール　コレステロールはステロイドホルモンと胆汁酸の前駆物質であるほか細胞膜の素材としても重要である。

多くの細胞がコレステロール合成能を持つが、大部分が肝臓で合成される。食事からのコレステロールは、小腸で他の脂質と共にキロミクロンが作られ、血流に入り、筋肉や脂肪組織に中性脂肪を提供し肝臓に取り込まれる。肝臓ではＶＬＤＬが作られ、放出され末梢組織に脂質を提供する。同様に作られたＨＤＬは、組織の余剰コレステロールを集め肝臓に持ち帰る。脂質は水に難溶性のため特殊なタンパク質と結合し血漿中を移動する。種々なリポタンパク質は下記の通りである。

リポタンパク質

名称	キロミクロン	超低密度リポタンパク質	低密度リポタンパク質	高密度リポタンパク質
略記号		ＶＬＤＬ	ＬＤＬ	ＨＤＬ
直径(nm)	50〜1000	30〜75	20〜25	7〜10
比重	<0.95	0.95〜1.01	1.01〜1.06	1.06〜1.21
タンパク質%	2	10	15	45
脂質%	98	90	85	55
コレステロール	1	8	9〜10	6〜10
エステル型%	3	15	34〜48	29〜31
中性脂肪%	88	56	13〜29	13〜16
リン脂質	8	20	26〜28	43〜46
遊離脂肪酸		1	1	6

リポタンパク質

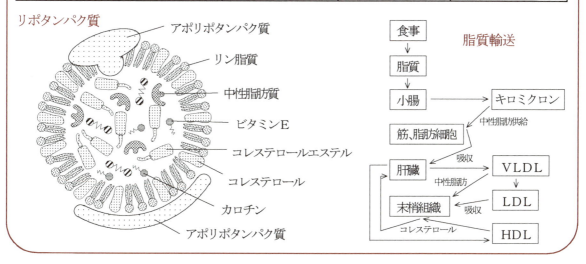

脂質輸送

レシチンを使ってみたい

レシチンは次の状態に有益であるかもしれない

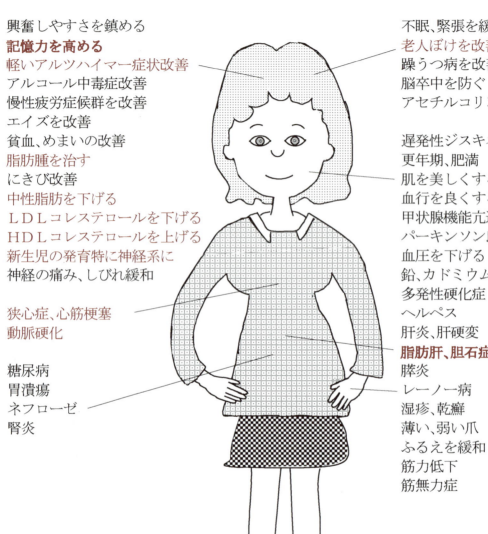

- 興奮しやすさを鎮める
- **記憶力を高める**
- 軽いアルツハイマー症状改善
- アルコール中毒症改善
- 慢性疲労症候群を改善
- エイズを改善
- 貧血、めまいの改善
- 脂肪腫を治す
- にきび改善
- 中性脂肪を下げる
- ＬＤＬコレステロールを下げる
- ＨＤＬコレステロールを上げる
- 新生児の発育特に神経系に
- 神経の痛み、しびれ緩和
- 狭心症、心筋梗塞
- 動脈硬化
- 糖尿病
- 胃潰瘍
- ネフローゼ
- 腎炎

- 不眠、緊張を緩和する
- 老人ぼけを改善する
- 躁うつ病を改善する
- 脳卒中を防ぐ
- アセチルコリンの補給
- 遅発性ジスキネジア
- 更年期、肥満
- 肌を美しくする
- 血行を良くする
- 甲状腺機能亢進症
- パーキンソン氏病改善
- 血圧を下げる
- 鉛、カドミウム中毒
- 多発性硬化症
- ヘルペス
- 肝炎、肝硬変
- **脂肪肝、胆石症**
- 膵炎
- レーノー病
- 湿疹、乾癬
- 薄い、弱い爪
- ふるえを緩和
- 筋力低下
- 筋無力症

使ってみたい量５〜１５ｇ

ビタミンCのお話（1）

ビタミンC アスコルビン酸	壊血病の予防因子として発見された。ブドウ糖に似た簡単な構造を持つが、その働きは極めて重要で、結合組織の生合成と抗酸化作用を持ち、最も重要な水溶性ビタミンと評価されている。

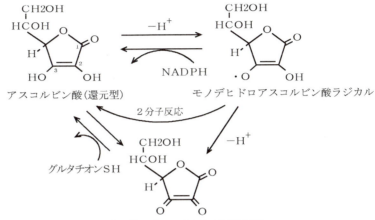

Cの構造と転換

働き	アスコルビン酸は還元作用が強い。水素イオンを１つ失うと、自身はモノデヒドロアスコルビン酸ラジカルになる。これは酸化と還元の両作用を持っていて、水素イオンを失うとデヒドロアスコルビン酸になり、貰うとアスコルビン酸に戻る。モノデヒドロアスコルビン酸はその２分子が反応してアスコルビン酸とデヒドロアスコルビン酸ができる。アスコルビン酸が２個の水素イオンを失うとデヒドロアスコルビン酸となり、これは還元酵素でアスコルビン酸に戻る。こうした酸化還元作用によって、コラーゲン合成、抗酸化作用、体内のホルモン、プロスタグランジン、インターフェロン、酵素、cAMPなどの生成や調節など２千以上の代謝に関わっている。
コラーゲン合成	腱、動脈、骨、皮膚、筋肉などを構成する主要タンパク質のコラーゲンは構造内のプロリンとリジンが水酸化されると、強靭性と柔軟性を持つようになる。Cは、反応で生成する３価鉄を２価鉄に還元する。
抗酸化作用	細胞内外で強力な抗酸化能を示す。Eのリサイクルに働いている。
カルニチン合成	リジンからCの働きで生合成される。カルニチンは脂肪酸をミトコンドリアに移送し、脂肪酸のエネルギー代謝に重要な働きを持ち、不足すると疲れ易く、心臓や肝臓に影響が出る。
合成、分解	胆汁酸合成、ドーパミンからノルアドレナリンの合成、神経ペプチッドの活性化、チロジンの分解などに働く。

ビタミンCのお話（2）

白血球とC	白血球は、グロブリンの生産や食作用に使う活性酸素から自身を護る為に十分なビタミンCを必要とする。Cの豊富な白血球は、より多くの細菌を貪食できる。白血球は貪欲にCを要求するので、活動する組織のC濃度が低いと組織が壊血病状態になる可能性がある。
白血球Cで欠乏状態分類	白血球が保有するビタミンCが低値の人のグループ別の割合。

グループ	潜在性C欠乏状態の人	典型的壊血病を示す人
健康な若者	3％	0％
健康な老人	20	3
老人の外来患者	68	20
ガン患者	76	46
施設の老人	95	50
施設の若者	100	30

（1985年、チェラスキンによる）

脳内のC	脳はビタミンCが豊富であるが、加齢と共に減少する。Cは脳血液関門を通りにくい。経口のCが脳内にはいるのは1％以下である。Cの酸化物質であるデヒドロアスコルビン酸は脳関門を速やかに通過できる。デヒドロアスコルビン酸は細胞内でCに還元される。脳細胞ではドーパからノルアドレナリンがつくられ、この反応にCが必要である。CはまたノルアドレナリンなどのCの酸化を防ぐ作用がある。アドレナリンが酸化を受けると毒性のアドレノクロームができる。アドレノクロームとCが反応すると、毒性のないジヒドロオキシインドールが生成する。
ストレスとC	ひどいストレス状態が続くと、多くのCがデヒドロアスコルビン酸に酸化される。Cとデヒドロアスコルビン酸の比率は正常では15。

ストンによる、ビタミンCの［病状指数］

血中濃度	ビタミンC	デヒドロアスコルビン酸	病状指数
正常	0.87mg／dl	0.06mg／dl	15
死亡*	0.29	0.75	0.39
生き延びる*	0.45	0.45	1.00
快復*	0.64	0.16	4.00
コレラ	0.62	0.37	1.68
髄膜炎	0.55	0.56	0.98
淋病	0.53	0.26	2.04
梅毒	0.74	0.18	4.11

(*上段の3例は、骨髄炎、破傷風、肺炎、腸チフスなどの病気での経過)

ヒスタミンとC	クレメトソンは437例の血中Cとヒスタミン濃度を調べた。C濃度が0.7mg／ml以下に下がると、ヒスタミンレベルが著しく上昇上昇する。C1gを3日投与すると血中ヒスタミンレベルが下がる。

ビタミンE、Cの活性酸素消去系

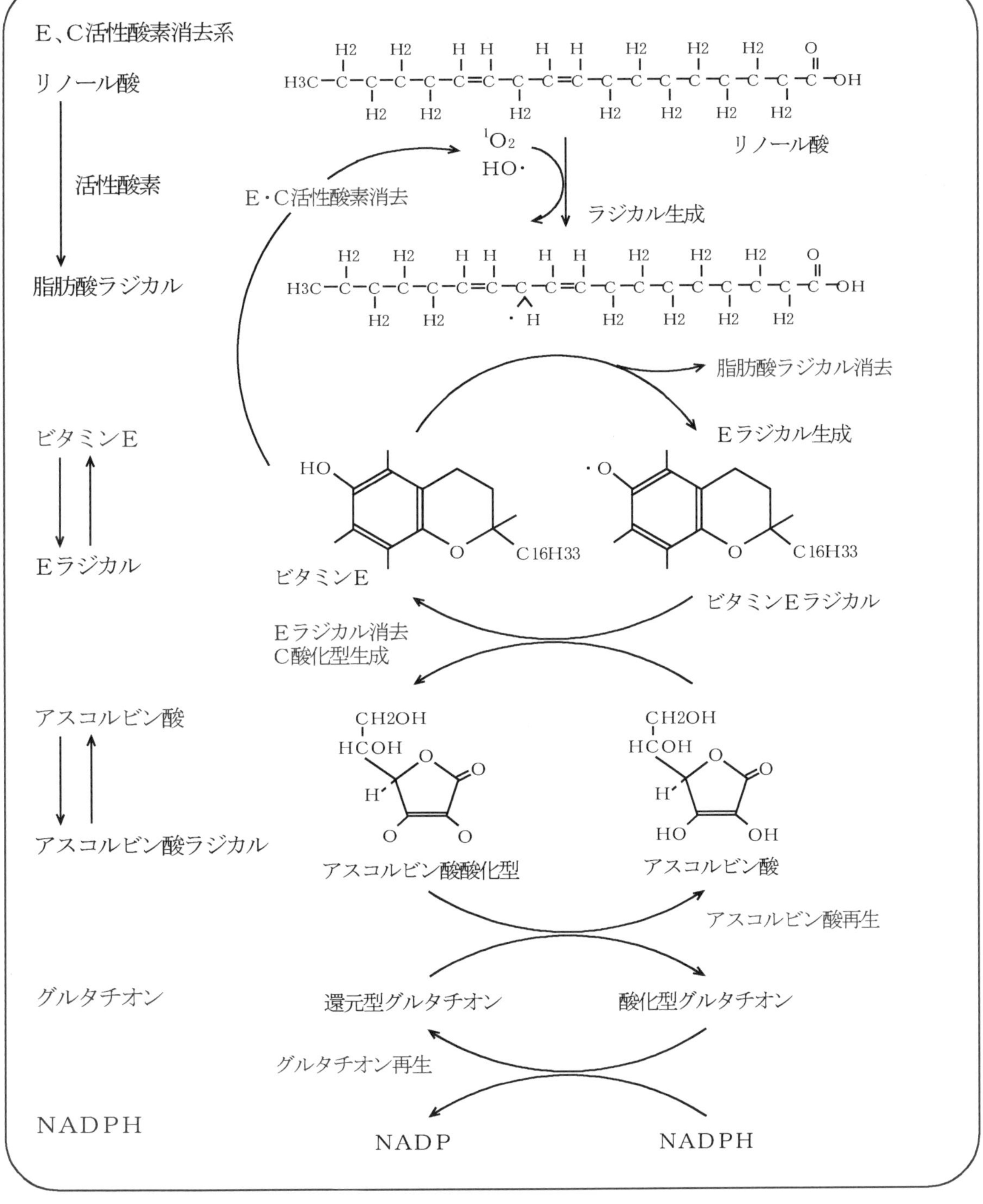

E、C活性酸素消去系

リノール酸
↓ 活性酸素
脂肪酸ラジカル

ビタミンE
⇅
Eラジカル

アスコルビン酸
⇅
アスコルビン酸ラジカル

グルタチオン

NADPH

リノール酸 → (活性酸素 $^1O_2$, HO·) ラジカル生成 → 脂肪酸ラジカル

E・C活性酸素消去

脂肪酸ラジカル消去 → Eラジカル生成

ビタミンE (HO-) ⇌ ビタミンEラジカル (·O-) (C16H33側鎖)

Eラジカル消去 / C酸化型生成

アスコルビン酸酸化型 ⇌ アスコルビン酸

アスコルビン酸再生

還元型グルタチオン ⇌ 酸化型グルタチオン

グルタチオン再生

NADP ⇌ NADPH

ビタミンC欠乏で起こりやすい症状

赤字は欠乏の早期に起こりう

疲れてぼんやり、**物憂い**、不快感、脱力感
神経過敏、うつ
顔はやつれ、不機嫌な、苦しい表情
眉をしかめる、緊張を感じる

目が疲れやすい
目の中にチラチラ蚊が飛ぶよう
視力が低下
白内障の心配
歯磨きで出血する、口内炎
歯肉が腫れ、出血する

母乳の出が少ない
コラーゲン生成の傷害
毛細血管が脆い
軽い打撲であざができる
皮下出血が起こる、紫斑
食欲不振、消化不良
胃腸が弱る

皮膚が脆い、弾力が少ない
傷の治りが遅い

椎間板が弱い
筋肉の力が衰える
筋肉や関節の軽い痛み

毛細血管障害で脳卒中、心発作の
　リスクが高まる

虚弱、貧血、壊血病
老化が早まる、背が曲がる
老人の錯乱、痴呆
高血圧になりやすい
不足した子供は
神経過敏に、だるさを感じ
虚弱になり、歯が不揃い

しみができやすい
色が黒くなりやすい
鼻血がでやすい

風邪にかかりやすい
免疫力が低下する
抵抗力が弱い、感染に弱い
寒さに弱い、息切れ
病気は長引き回復が遅い
血糖が高くなり易い
肝臓の解毒作用が低下
アルコールに弱くなる
アレルギーが起きやすい
ストレス対応の失調
副腎機能が低下する

ガンのリスクが高まる
骨が弱る、折れ易い

喫煙家、糖尿病、感染症、アレルギー、慢性病、術後、ストレス下、高齢者は十分な補給を。

ビタミンCを使ってみたい

ビタミンCは次の状態に有益であるかもしれない

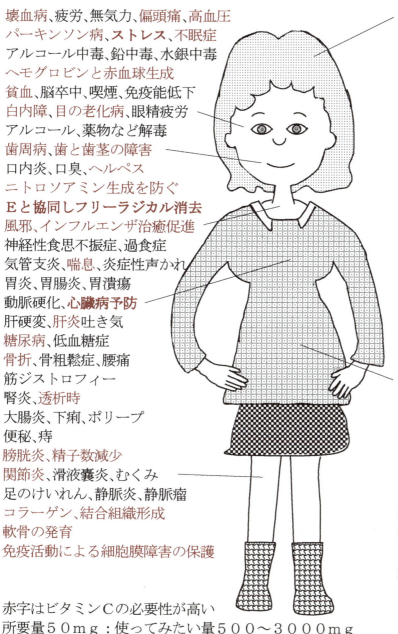

壊血病、疲労、無気力、偏頭痛、高血圧
パーキンソン病、**ストレス**、不眠症
アルコール中毒、鉛中毒、水銀中毒
ヘモグロビンと赤血球生成
貧血、脳卒中、喫煙、免疫能低下
白内障、目の老化病、眼精疲労
アルコール、薬物など解毒
歯周病、歯と歯茎の障害
口内炎、口臭、ヘルペス
ニトロソアミン生成を防ぐ
Eと協同しフリーラジカル消去
風邪、インフルエンザ治癒促進
神経性食思不振症、過食症
気管支炎、喘息、炎症性声かれ
胃炎、胃腸炎、胃潰瘍
動脈硬化、**心臓病予防**
肝硬変、肝炎吐き気
糖尿病、低血糖症
骨折、骨粗鬆症、腰痛
筋ジストロフィー
腎炎、透析時
大腸炎、下痢、ポリープ
便秘、痔
膀胱炎、精子数減少
関節炎、滑液嚢炎、むくみ
足のけいれん、静脈炎、静脈瘤
コラーゲン、結合組織形成
軟骨の発育
免疫活動による細胞膜障害の保護

アルツハイマー病
アレルギー、エイズ
高コレステロール血症
脱毛、更年期障害
ガンの予防と治療
緑内障、耳感染
妊婦、授乳婦の健康
高齢者の健康、虫刺され
にきび、日焼け、シミ
鼻血、色々な出血を防ぐ

甲状腺機能亢進と低下
乳ガン、帯状疱疹
肺炎、結核、肺気腫
鉄、Caの吸収を促す
静脈の血栓を防ぐ

胆石、黄疸、消化不良
嚢胞性繊維症
健全な副腎機能に
打撲傷、床ずれ、潰瘍
前立腺炎、インポテンツ
傷の治りを早める
カンジダ感染症
膿痂疹、皮膚ガン
火傷、湿疹、乾癬
抗ウイルス作用
健全な毛細血管に
痛風
免疫能維持

赤字はビタミンCの必要性が高い
所要量50mg：使ってみたい量500〜3000mg
10〜20g摂取で軟便などの緩和な毒性

免疫のお話

免疫とは　伝染病に一度かかると、二度と同じ病気にかからないことを免疫といいジェンナーが種痘のワクチンによって証明した。
　　　　　しかし、免疫の生体反応は病原菌のみでなく、異種タンパク、多糖類、脂質などの体内への侵入や異型の輸血、臓器移植などでも起こることから、生体が自己以外の異物の侵入に対してこれを排除する防衛反応を免疫と考えるようになった。

免疫応答の仕方　生体の免疫の機構を分けてみると、好中球、マクロファージ、NK細胞が働く自然免疫と、抗原を認識して対応するT細胞、B細胞が活躍する獲得免疫とになる。

自然免疫　①脂肪酸：皮膚表面の殺菌作用
　　　　　　リゾチーム：涙液や粘液に分泌され、細菌細胞壁を溶解する酵素。
　　　　　②補体：細菌の表面で活性化され、集合して細胞壁に穴を開け損傷する、細菌表面に付着して食細胞を招き貪食させる。
　　　　　③好中球：細菌、真菌、原虫を食菌、殺菌する。寿命は数日。
　　　　　　マクロファージ：生存期間が長い、細菌或いは自己の老朽細胞を貪食する。また、貪食したものを消化し抗原として提示する。
　　　　　　NK細胞：免疫応答に関係なく、腫瘍細胞を破壊する。

獲得免疫　①T細胞：骨髄で産生し胸腺で成熟。抗原を認識すると、増殖分化する。
　　　　　　ヘルパーT細胞：B細胞の抗体産生細胞への分化を促し抗体を増す。結核菌のようにマクロファージに貪食されても、細胞内で生きているものがある、これにT細胞はサイトカインを分泌してマクロファージを活性化、殺菌能力を高め結核菌を殺す。
　　　　　　キラーT細胞：ウイルス免疫の主要細胞、ウイルス抗原などを認識して、ウイルスに感染した細胞を破壊する。
　　　　　②B細胞：骨髄で産生され成熟する、抗原を認識し、T細胞の刺激を受け抗体を分泌する形質細胞(抗体産生細胞、プラズマ細胞)に分化する。
　　　　　③抗体：B細胞で生産される。抗原と結合するタンパク質で、結局抗原を破壊したり、貪食されやすくする。免疫グロブリンとも言う。
　　　　　　IgA：血液中と消化器、呼吸器粘膜の粘液中に存在、初乳中にもある。
　　　　　　IgD：B細胞表面に付着し調節作用に働くと考えられている。
　　　　　　IgE：肥満細胞、好塩基球に結合しその顆粒放出に働く。
　　　　　　IgG：血液中に最も高濃度に含まれ、胎児にも移行する。
　　　　　　IgM：免疫応答の初期に作られ、血流中で微生物の凝集に効果的。

サイトカイン　インターロイキン、インターフェロンなど細胞間の情報伝達物質で、免疫細胞や上皮細胞は複雑なサイトカインネットワークを構成する。

アレルギー　抗原の侵入で抗原が記憶され(感作)、再び抗原が侵入した場合に生体に不利に働く反応をアレルギーと言う。

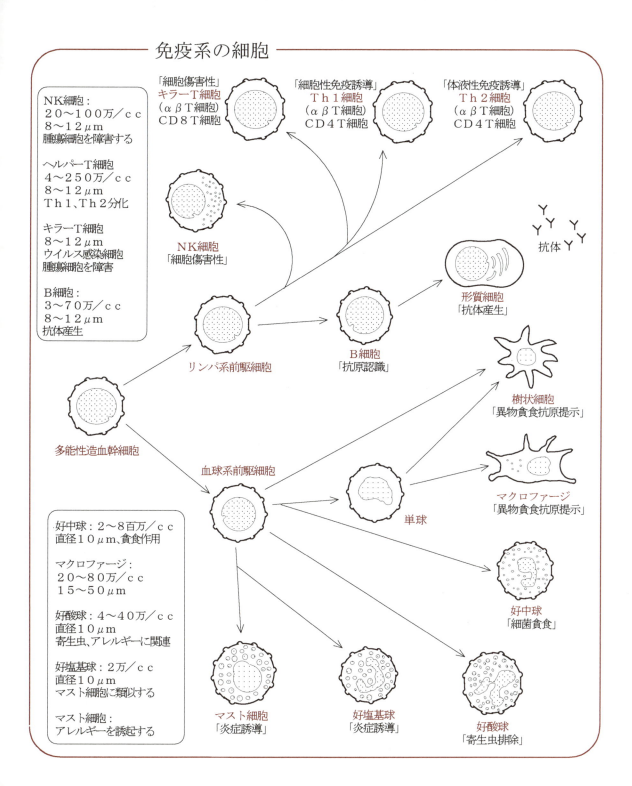

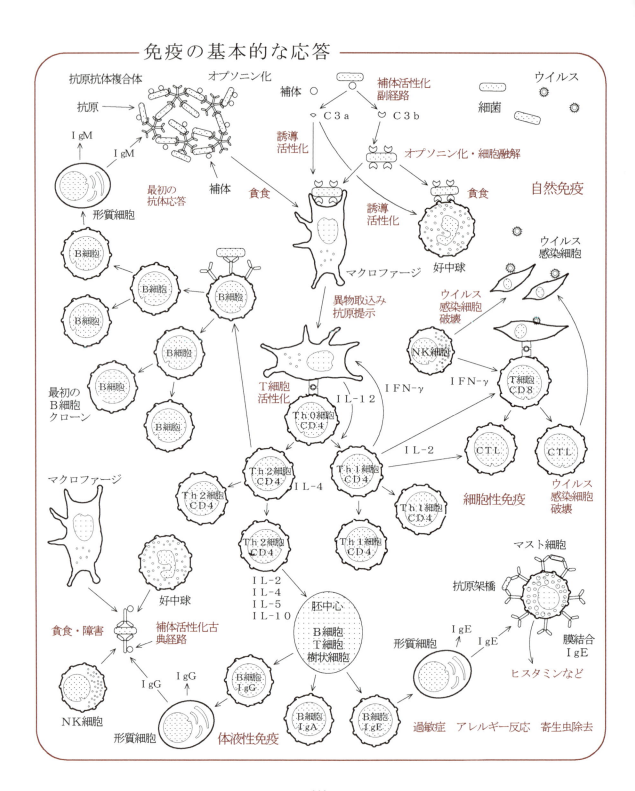

免疫とビタミン

ビタミン	ビタミンの作用は主として、生化学反応を触媒する酵素の働きを高めまた生体に本来備わっている防御機構、特に免疫系を増強する。
ビタミンA	欠乏では、胸腺、リンパ組織などの萎縮が起こり、液性、細胞性免疫の機能低下となる。白血球の遊走が低下する、抗体、特にIgGの減少、腸管IgAの分泌低下、涙腺のリゾチーム生産低下が起こる。T細胞、B細胞の増殖が低下する。
ビタミンC	欠乏によって、細胞性免疫系の機能低下が起こる。 C投与で、細胞性免疫の増大や貪食細胞の遊走性と食作用の増大による殺菌活性の亢進が起こる。Cが殺菌の過程で過剰に生じる活性酸素を補足し白血球細胞を保護するためと考えられる。 NK細胞の活性化、ウイルスの不活性化作用、インターフェロンの産生促進、抗体産生促進作用がある。
ビタミンE	欠乏すると、リンパ組織の萎縮、特にT細胞系の組織の萎縮が著しい。細胞免疫の不全を伴い、ヘルパーT細胞機能の低下、NK細胞の活性低下、キラーT細胞の活性の低下、免疫グロブリン量の減少、白血球遊走能が低下、抗体産生の低下などが起こる。 E投与で抗体産生細胞が増加し、また、細胞性免疫も高まる。 E投与は老人の免疫システムを高めるのに重要と報告されている。
ビタミンB1	欠乏で、胸腺萎縮、T細胞生産低下、抗体減少が起こる。
ビタミンB2	欠乏で、胸腺、脾臓が萎縮し、リンパ球特にT細胞の減少が目だち、抗体産生が低下し、ウイルスに対する抗体反応が低下する。
ビタミンB5	欠乏で、抗体産生と分泌が低下する。
ビタミンB6	欠乏で、胸腺の萎縮が著しく、抗体産生細胞と抗体の減少も著しい。T細胞の生産減少と活動低下で、抗体反応が消失する、骨髄産生細胞が減少する、好中球の数が減り機能も低下する。
ビタミンB12	ヘルパーT細胞の働きを高めて、抗体産生を促進する。T細胞分化誘導、NK細胞の活性促進作用がある。 欠乏するとリンパ球数が減少し、好中球の機能が低下する。
葉酸	欠乏で、抗体産生とリンパ球数低下、T細胞依存の抗体反応が消失する。
ビタミンD	欠乏で、胸腺機能低下、免疫細胞の数が減少。
CoQ	投与で、免疫抗体の生産を促進し、白血球の働きを高める。
β-カロチン	投与で、ヘルパーT細胞、NK細胞、マクロファージ数が増加する。

免疫とミネラルその他

亜鉛　欠乏すると、胸腺やリンパ組織が著しく萎縮して、細胞性免疫能が低下する。ヘルパーＴ細胞の減少、ＮＫ細胞数減少と活性低下、キラーＴ細胞活性の低下、好中球やマクロファージの機能低下が起こる。
抗体産生が低下し、感染に対する抵抗性が著しく減弱する。

銅　欠乏では胸腺の低形成、Ｔ細胞数の減少、ヘルパーＴ細胞の選択的減少Ｔ細胞およびＢ細胞マイトーゲンに対する反応性の低下、好中球減少と殺菌能の低下、ＮＫ活性の低下、抗体産生細胞の反応性が低下する。

鉄　鉄の不足は、酸素不足をもたらし、さらに免疫細胞の生産を阻害する。リンパ球の分化の刺激反応が弱り、リンパ球数が減る、好中球の貪食能や殺菌能を低下させる。鉄の過剰は酸化障害を招きやすい。

マグネシウム　不足で胸腺が萎縮し、抗体産生が低下し、白血球数が増加する。
白血球の中でも好中球、特に幼弱化好中球が増加する。
欠乏動物実験では、２日目から著しい補体系Ｃ３の増加が認められる。
補体系の活性が、血中に白血球を誘導増加させる。

カルシウム　情報伝達にカルシウムが関与するので、欠乏は免疫細胞間の連携が低下する、マクロファージの活動力が低下する。

セレン　不足すると、一般免疫も特殊免疫も低下する。Ｔ細胞依存の抗体反応の低下がみられる、好中球の殺菌能が低下する、特にＥ欠乏が併存すれば、顕著である。胸腺の保護作用が低下し酸化障害を受けやすくなる。

必須脂肪酸　欠乏は、抗体産生低下、好中球の機能低下、マクロファージの運動性の低下を起こす。
高脂肪食や肥満は、リンパ組織が縮小し、リンパ球膜の流動性が低下する。不飽和脂肪酸の摂取過剰は、胸腺、脾臓が縮小し、キラー細胞の活性が低下する。
産生するプロスタグランジンが免疫応答に影響を及ぼし、リノール酸過剰摂取は、白血球遊走能が高まり炎症をひどくする。α-リノレン酸は白血球遊走作用がリノール酸の１０分の１で炎症反応を緩和する。

タンパク質　不足すると皮膚、粘膜の欠損をきたし異物が侵入しやすくなる。
涙液中のリゾチームやＩｇＡ、ＩｇＧが減少する、補体活性が低下する。
胸腺が萎縮し、ヘルパーＴ細胞数が減少する、マクロファージ数が減少する。日本人はタンパク質が不足しやすいので、免疫増強にはビタミン、ミネラルと同様に十分なタンパク質が必要である。

免疫と食品　免疫を高める食品として、生姜、にら、にんにく、納豆、山芋、まいたけ椎茸、ひじき、わかめ、ヨーグルト、乳酸菌などが知られる。

フラボノイドのお話

フラボノイド ビタミンP	植物には4千種以上のフラボノイドが含まれ、私たちが日常食べる野菜や果物には約50種類が含まれている。
構造	フラボノイドは、二つのフェノール基がピラン環または類似の、三つの炭素を挟んで結合している化合物の総称である。

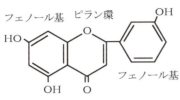

フラボン(アピゲニン)　　フラボノール(クエルセチン)

種類			
	フラボン類	アピゲニン	とうもろこし
		トリシン	アスパラ、ふすま、熊笹
		ノビレチン	みかんの皮
		アピイン	パセリ
	フラボノール類	クエルセチン	玉葱の茶色の皮
		ルチン	トマト、蕎麦
	フラバノン類	ヘスペレチン	柑橘類の皮
		ナリンジン	ざぼん、夏みかんの皮
		ヘスペリジン	ぽんかん、みかん、だいだいの皮
	イソフラボン類	ダイゼイン	大豆
	フラバノール類	カテキン	茶葉
	アントシアニン類	ナスニン	茄子、黒豆の色素

働き	ビタミンC複合体として協同して働く。フラボノイド類は活性酸素を消去し、細胞膜の脂質過酸化反応を抑制する活性を持つ物が多い。 ①細胞膜の脂質過酸化反応を抑制する。 ②動脈硬化を防ぎ、血管や毛細血管を丈夫にする。 ③ビタミンCと協同して結合組織を健康に保ち、出血を防ぐ。 ④ビタミンCが酸化されて壊れるのを防ぎ、その効果を高める。 ⑤更年期に起こる、体の熱感を緩和する。 ⑥抗菌作用、抗ウイルス作用を持つ。 ⑦免疫機能を高め、抗炎症、抗アレルギー作用を持つ。 ⑧遺伝子を突然変異から護る。 ⑨異常な血液凝固を防ぎ、血管を拡張し、循環を良くし、心臓を護る。 ⑩抗酸化作用を持ち、発ガン物質から細胞保護の酵素レベルを高める。 ⑪コレステロールを下げ、胆汁の生成を促す。 ⑫記憶や集中力を高める。 ⑬男性の性機能を高める。

カルシウムのお話

カルシウム Ca
体内に最も多いミネラルで、成人体重の約2％を占め、その殆どが骨格に存在し、歯に7ｇ、軟組織に7ｇ、血液と細胞間液に1ｇが存在する。
血液中のCaは、イオンとして多くの生命現象に重要な働きをしている。

働き

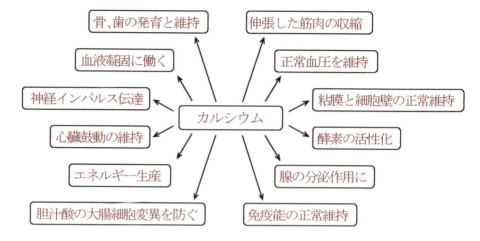

血漿Ca
血液中のCaは、厳密に一定にコントロールされ、血中Ca濃度が低下すると副甲状腺のパラソルモン（PTH）の分泌が増加し、血中Caが上昇すると甲状腺のカルシトニン（CT）の分泌が増加する。
血液中のCaは、8.8～10.4mg／dl存在し、内47％がタンパク質と結合し、47％がイオンとして存在し、6％が陰イオンと結合。

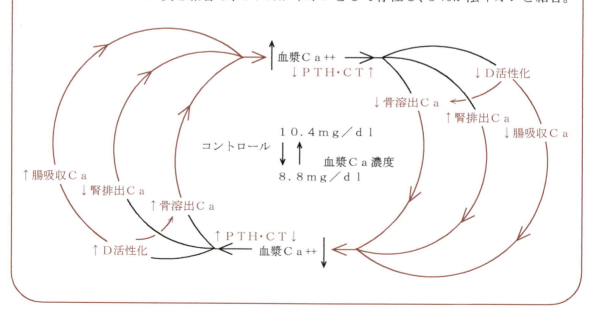

Ｃａの働き情報伝達

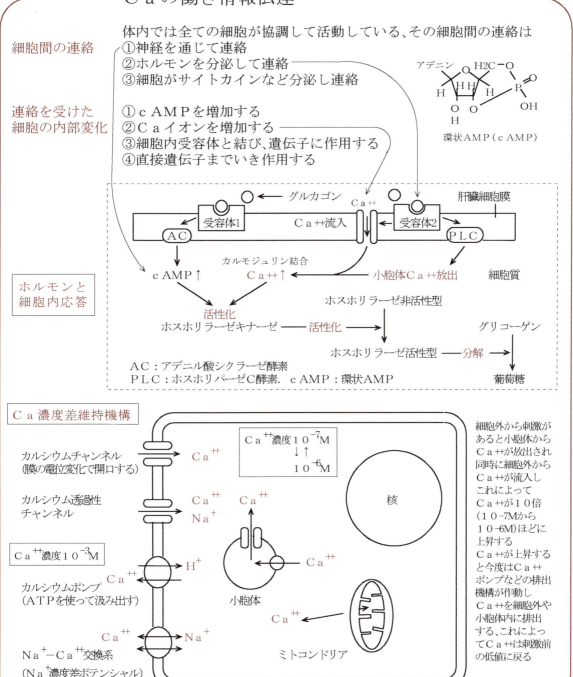

カルシウム不足と病気

Ｃａの摂取不足が及ぼす影響

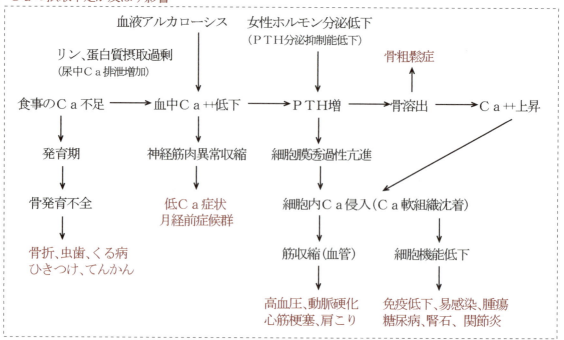

Ｃａ摂取不足で現れる３つの状態	
	①血中Ｃａは正常に維持される。 　副甲状腺が働き、骨を溶出し、血中にＣａを補給する‥一時的なら影響が少ない。 ②低Ｃａ血症になる。 　＊副甲状腺の働きが低下した時‥骨からＣａ補給ができず、血中Ｃａが低下する。 　＊Ｍｇ不足が持続‥最初、副甲状腺機能亢進するが、やがて低下し、血中Ｃａが低下。 　＊女性ホルモン分泌増加‥副甲状腺抑制、腸管Ｃａ吸収抑制、骨形成促進作用がある。 　　月経１５日前頃エストロゲン分泌が最高になる、１０日前頃から血中Ｃａが。 　　低下してゆく、これが原因で、月経前緊張症、神経過敏、頭痛、不眠、うつが起こる。 　＊ストレスで副腎皮質ホルモン分泌が増加。 　　血中Ｃａ濃度を下げる傾向にある、また腸管から吸収を妨げ、尿中排泄を増やす。 　　更に、骨細胞の増殖、タンパク合成を抑制して、骨粗鬆症を起こしやすい。 　＊甲状腺機能亢進‥骨からＣａ溶出を促進し、腸管Ｃａ吸収を抑制する。 　＊血中のイオンＣａは、アルカローシスではイオンの状態のＣａが減少する。 　　過呼吸で急激に血中炭酸が失われると、アルカローシスとなり、タンパク結合。 　　Ｃａが増え、一過性の低Ｃａイオン状態を招き、けいれんを起こすことがある。 ③高Ｃａ血症になる。 　＊副甲状腺の機能亢進状態が持続してしまう→骨Ｃａ溶出、軟組織にＣａが沈着。 　＊ビタミンＤを４００IU以上服用の場合、Ｃａの吸収が促進される。 　＊アシドーシスではイオン状態のＣａが増加しタンパク結合のＣａが減少する。 　＊その他、副甲状腺機能亢進症、ビタミンＤ過剰、Ｃａ過剰投与、悪性腫瘍、サイア。 　　ザイドの乱用、副腎機能不全、甲状腺機能亢進症などで高Ｃａ血漿が見られる。

骨粗鬆症のお話

骨粗鬆症　骨粗鬆症の症状は、骨に鬆（す）が入り、脆くなり、骨折しやすく、年老いて背が縮み、腰が曲がる。始めの頃に、背中が痛んだり、背中の筋肉がけいれんしたり、長骨や股が痛んだり、体をねじる力が弱くなったり、自然骨折を起こしやすくなる。
若い女性でも5人に1人は骨粗鬆症の予備軍といわれる。
推定患者数女性800万人、男性200万人で、高齢化社会にともない増加傾向にある。骨粗鬆症は骨の生理的老化による原発性のものと病気が原因で起こる続発性のものに大別され、90％が原発性である。

骨の代謝　骨はたえず破骨細胞による破壊と、骨芽細胞による生成が繰り返されている。女性では、女性ホルモンと甲状腺のカルシトニンが、副甲状腺のパラソルモンと対抗し、カルシウムバランスをとっている。更年期になってエストロゲンが減ると、破骨細胞の活性が高まり、60才以降の男性、女性は骨芽細胞の活性が低下し、骨の溶け出しが進行する。

カルシウム　生まれた時約30gのカルシウムを母親からもらい、発育とともに骨塩量が急激に増加していき、20代でピークに達する。それから一般的に骨塩量が減少していく。女性の場合は出産の前後でカルシウムの減少があり、閉経後を境として骨塩量が急速に減少していく。

原因　骨粗鬆症の原因としては、カルシウムの摂取不足が第一の原因で、次にビタミンD不足（日に当たらない）、運動不足、リンの非常に多い清涼飲料水、ジャンクフード、塩分の摂りすぎなども一因となる。また喫煙も、ある種の薬品もリスクを高める。このように骨粗鬆症をつくる様々な原因の中で、最も影響が大きいとされるのはタンパク質の摂り過ぎだと米国では報告されている。日本では反対に、タンパク質の摂取不足で血中でカルシウムを運搬するタンパク質が不足して、カルシウムが尿中に出てしまう心配も考慮する必要がある。

栄養療法

Ca	800〜1200mg	400mg、1日2〜3回
Mg	400mg	Ca利用に重要
ホウ素	3mg	エストロゲン効果増強
亜鉛	15mg	Ca利用に
マンガン	5mg	骨芽細胞の活性に
銅	2mg	骨粗鬆症予防に
マルチビタミンミネラル		骨形成効果を増強する
ビタミンC	1000mg	コラーゲン合成に
ビタミンD	400単位	Ca吸収促進
ビタミンK	100mgまで	骨形成に

大豆　大豆に含まれるイソフラボンが有効とされ、牛乳にきな粉を混ぜたドリンクなどが薦められる。

カルシウムの摂取量分布

カルシウムの摂取状況(平成11年度国民栄養調査、平成13年版による)
カルシウム所要量に対する、摂取量の割合%(充足率%)分布
グラフは充足率を示す所帯の調査全所帯に対する割合(%)、全国平均 ▨ 1人所帯 ▨

充足率	全国平均	1人所帯
30%未満	4.0%	7.3%
30%～	5.4%	5.9%
40%～	6.7%	6.8%
50%～	8.3%	7.8%
60%～	9.5%	7.4%
70%～	9.7%	8.8%
80%～	9.2%	11.4%
90%～	8.9%	7.5%

1人所帯では62.9%、全国平均では61.7%の所帯が所要量を満たしていない(100%以下)。

6.4%

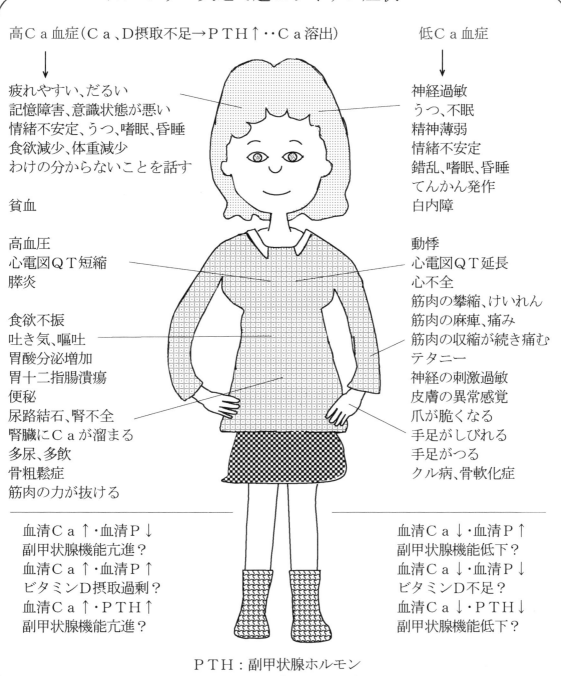

カルシウム欠乏で起こりやすい症状

高Ｃａ血症（Ｃａ、Ｄ摂取不足→ＰＴＨ↑‥Ｃａ溶出）
↓

疲れやすい、だるい
記憶障害、意識状態が悪い
情緒不安定、うつ、嗜眠、昏睡
食欲減少、体重減少
わけの分からないことを話す

貧血

高血圧
心電図ＱＴ短縮
膵炎

食欲不振
吐き気、嘔吐
胃酸分泌増加
胃十二指腸潰瘍
便秘
尿路結石、腎不全
腎臓にＣａが溜まる
多尿、多飲
骨粗鬆症
筋肉の力が抜ける

低Ｃａ血症
↓

神経過敏
うつ、不眠
精神薄弱
情緒不安定
錯乱、嗜眠、昏睡
てんかん発作
白内障

動悸
心電図ＱＴ延長
心不全
筋肉の攣縮、けいれん
筋肉の麻痺、痛み
筋肉の収縮が続き痛む
テタニー
神経の刺激過敏
皮膚の異常感覚
爪が脆くなる
手足がしびれる
手足がつる
クル病、骨軟化症

血清Ｃａ↑・血清Ｐ↓
副甲状腺機能亢進？
血清Ｃａ↑・血清Ｐ↑
ビタミンＤ摂取過剰？
血清Ｃａ↑・ＰＴＨ↑
副甲状腺機能亢進？

血清Ｃａ↓・血清Ｐ↑
副甲状腺機能低下？
血清Ｃａ↓・血清Ｐ↓
ビタミンＤ不足？
血清Ｃａ↓・ＰＴＨ↓
副甲状腺機能低下？

ＰＴＨ：副甲状腺ホルモン
Ｃａ：カルシウム　Ｐ：リン

カルシウムを使ってみたい
カルシウムは次の状態に有益であるかもしれない

左側：
- ストレス、うつ、不眠症を緩和
- 不安、興奮しやすさの改善に
- アレルギーを緩和する
- メニエル症候群に
- 老人の背の縮みを防ぐ
- 緊張性頭痛の緩和に
- 白内障、網膜出血に

- 歯周病、歯と歯茎の炎症に
- 甲状腺機能亢進症
- 喘息、結核に
- うっ血性心不全
- 不整脈、動悸に
- 糖尿病
- 胸やけ、食欲不振、胃潰瘍
- **骨粗鬆症予防と治療に**
- 骨軟化症、クル病治療に

- 大腸炎、便秘、下痢に
- 大腸、直腸ガンの予防
- 痔、ポリープの改善に
- 手足の麻痺に
- 手足のけいれんを緩和
- レーノー現象に
- 変形性関節症に

右側：
- ５５才以上の女性の健康に
- 注意力欠如、過動症に
- カドミウム、水銀吸収阻害
- 妊娠、授乳中の健康に
- パーキンソン氏病に
- 正常な発育と発達に
- 正常な凝血、傷治癒に必要
- 鉛中毒を緩和する
- 虫歯、歯ぎしり
- 甲状腺機能低下症
- 脊椎の変形予防に
- むくみを改善
- 高血圧を改善
- 帯状疱疹に
- カンジダ症に
- 骨折、骨刺の予防治療に
- 尿路結石を防ぐ

- 背痛、腰痛に
- 妊娠中毒症に
- 脆い爪、湿疹に
- 月経痛を緩和に
- 子宮内膜症に
- 無月経に
- 神経炎、知覚過敏

赤字は必要性が高い
所要量６００ｍｇ：使ってみたい量８００～１５００ｍｇ

マグネシウムのお話

マグネシウム Mg	体内に約２５ｇがあり、６０％が骨に含まれ、２８％が筋肉、肝臓などの軟組織に含まれる。３００以上の酵素反応に必要とされる。神経伝達、筋肉の伸張、強い骨と歯の維持、心臓の正常リズムに必要。
働き	脂質、タンパク質、糖質代謝／DNA複写、RNA合成／エネルギーの生産／タンパク質、脂質合成／Caの細胞内流入調整／パラソルモン分泌／ATP合成と消費に／骨と歯を形成する／細胞膜の統合性維持／収縮した筋肉を緩める／細胞の電気的安定性維持／神経伝達と血管緊張の調整
心臓血管系	動脈硬化、心筋の梗塞形成を防ぐ、高血圧を下げ、狭心症を治療し不整脈、動悸を改善し、脳卒中を予防し、高脂血症を改善する。
肺	急性の喘息発作を止め、慢性閉塞性肺疾患の急性増悪を止める。幼児の無呼吸の再発を減らす。
糖尿病	インスリンの効果と糖代謝を改善する。
骨粗鬆症	骨質量とミネラル代謝を改善する。
目と耳	緑内障の末梢循環と視野を改善する。騒音誘導の聴力喪失を防ぐ。
慢性疲労	睡眠を改善し、正常エネルギーレベルに回復する。
精神症状	神経過敏、不安、うつ状態を改善する。
片頭痛	食物アレルギー性の片頭痛を改善する。
妊婦	血圧を下げ、前子癇状態、子癇を予防する。
腎臓結石	腎結石を防ぐ。
生理前症候群	生理に関連する生理痛、神経過敏、疲れ、うつから解放する。

マグネシウム欠乏で起こりやすい症状

赤字は欠乏の早期に起こりうる

疲れやすい、虚弱感、衰弱感
無関心、ゆううつ、めまい、不安感
非常に神経質、神経過敏
音に過敏
極度に緊張しやすい
学習能力低下、記憶力低下
集中が困難
顔や目がぴくぴくする
絶えず瞬きをする

背中や首の凝り、強直
震え、けいれん、ひきつり
神経の伝達障害
高血圧
頻脈、不整脈
心臓発作、心臓病
食欲不振、吐き気
消化不良、胃腸障害

筋肉が震える、けいれんする
手が震えて文字が書けない
書いた文字が判読できない
震えてピアノがひけない
食器をガチャガチャさせる
手足のしびれ、麻痺、痛み
テタニー

精神的に混乱、混濁
気分や人格が変わる
やせ衰えた表情
脱毛
幼児では音に過敏
不眠
ストレスを受け易い
子供の多動症
スポーツマンの疲労

軟組織が硬化する
乗り物に酔いやすい
胸腺萎縮、抗体産生が低下

背骨などに骨刺ができる
骨粗鬆症
月経前症候群
生理中のけいれん

腎臓結石
ガンのリスクが高まる
足や手首がけいれんする
筋肉が弱る、脱力感
皮膚の潰瘍
夜尿症

老人や更年期女性に欠乏が多い
アルコール好き、糖尿病、腎臓病、ひどい下痢、利尿剤を使用している人は十分な補給を。

マグネシウムを使ってみたい
マグネシウムは次の状態に有益であるかもしれない

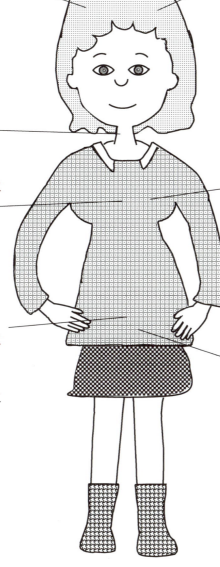

うつ症状、不眠症を緩和する
神経過敏、不安を鎮める
疲れやすさを改善
ストレスを緩和する
片頭痛の緩和に
脱毛症を改善
緊張性頭痛を改善する
チック、けいれんの改善

甲状腺機能亢進症に
喘息を緩和する
アレルギー改善に
高コレステロール血症に
心臓病、発作の予防に
動脈硬化の予防に
不整脈改善に
腎結石の予防に
背痛、腰痛、骨折、骨刺に

潰瘍性大腸炎の改善に
過敏性腸症候群の改善に
帯状疱疹に
神経炎、神経筋の障害
筋肉のふるえけいれんに
筋肉痛に

長期利尿剤使用者に
手術を控えている人に
激しい運動家の補給に

アルコー中毒症に
てんかん、自閉症の改善
むくみを改善
注意力欠如、過動症に
エイズに
精神病症状の改善に
慢性疲労症候群に
鉛中毒緩和

慢性消耗性疾患に
虫歯、歯ぎしり
高カルシウム血症に
肺水腫に
高血圧の改善に
心内膜炎の改善に
低血糖症の改善に
Ⅱ型糖尿病の改善に
繊維性筋痛症に

カンジダ症に
食欲不振、吐き気
性機能不全に
月経前症候群の緩和に
妊娠中毒症に
月経困難症に
無月経の治療に
月経痛の緩和に

赤字は必要性が高い
所要量３２０ｍｇ：使ってみたい量は４００〜７００ｍｇ

カリウムのお話

カリウム K	成人の体内には約１２０ｇのKが存在し、その８４％が細胞内にある。 Kは神経と心臓、筋肉の働きに極めて重要である。 Kが欠乏すると筋肉が疲労する。細胞内と外（組織間腔と血液）に存在Kの比率は、細胞内が３０～４０倍も多い。
Ｎａと協力	Ｎａの体内保有量は約１００ｇで、殆どすべて細胞外にある。 Kは細胞内の主な陽イオンで、Ｎａは細胞外の主な陽イオンである。 Ｎａ／K比は、細胞内で１：１０、細胞外液で２８：１に維持されている。 ＮａとKは、細胞膜の内外で電位差を形成している。 これらの濃度差は細胞膜に存在するＮａ－Kポンプの働きで維持されている。ポンプにより両イオンが細胞を出入りするときに栄養分と老廃物も移動する。
心筋の働きに	心筋が快調に働くためには、Ｎａ、K、Ｃａ、Ｍｇイオンが必須である。 心筋の収縮では、細胞内Kが正常の時は、アクチンとミオシンが分離している。刺激により細胞膜はKの透過性を高め、Kが細胞外に移動する。すると、アクチンとミオシンが結合し、心筋が収縮するKが細胞内に戻ると、拡張期となる。筋の収縮には、ＡＴＰからのエネルギーとＣａ、Ｍｇが関係し、中でもＣａが収縮に重要な役割をはたしている。
働き	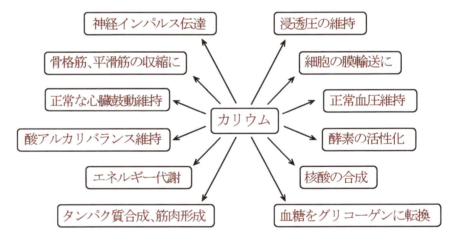
不足は	エネルギーが不足‥だるい、疲れやすい 神経伝達機能低下‥脱力感、筋力低下、四肢まひ、不整脈、自律神経失調 Ｎａの貯溜　　　　‥血圧上昇 血圧調節機構　　　‥Kは血漿レニンの活性を減少させ、アンギオテンシンⅡレセプターの数を減らす、不足は昇圧 血糖のグリコーゲン転換減少‥血糖上昇傾向、低血糖になりやすい

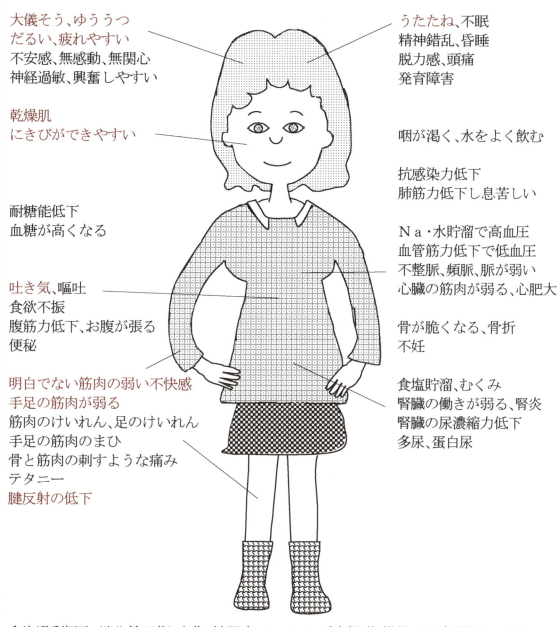

カリウム欠乏で起こりやすい症状

赤字は欠乏の早期に起こりうる

大儀そう、ゆううつ
だるい、疲れやすい
不安感、無感動、無関心
神経過敏、興奮しやすい

乾燥肌
にきびができやすい

耐糖能低下
血糖が高くなる

吐き気、嘔吐
食欲不振
腹筋力低下、お腹が張る
便秘

明白でない筋肉の弱い不快感
手足の筋肉が弱る
筋肉のけいれん、足のけいれん
手足の筋肉のまひ
骨と筋肉の刺すような痛み
テタニー
腱反射の低下

うたたね、不眠
精神錯乱、昏睡
脱力感、頭痛
発育障害

咽が渇く、水をよく飲む

抗感染力低下
肺筋力低下し息苦しい

Ｎa・水貯溜で高血圧
血管筋力低下で低血圧
不整脈、頻脈、脈が弱い
心臓の筋肉が弱る、心肥大

骨が脆くなる、骨折
不妊

食塩貯溜、むくみ
腎臓の働きが弱る、腎炎
腎臓の尿濃縮力低下
多尿、蛋白尿

食塩過剰摂取、消化管手術、火傷、糖尿病、クッシング症候群、慢性の下痢、慢性の嘔吐、インフルエンザ、消化管炎症、長期利尿剤使用者、漢方薬甘草連用者など発症の可能性。

―― カリウムを使ってみたい ――
カリウムは次の状態に有益であるかもしれない

疲れやすさ、虚弱体質の改善に
高齢者の虚弱、筋力低下に
慢性疲労症候群を改善
長期にストレスを受ける人に
神経過敏、不眠症、発熱に
頭痛を改善
アレルギーを緩和
にきびを改善
日焼けに

心臓病、発作のリスク低下
不整脈の改善
糖尿病、低血糖症に
ひどい下痢、嘔吐が続くとき

筋肉の弱さ、筋力低下
神経性食思不振症
筋肉のけいれん、攣縮に

大腸炎、下痢、便秘

減量プログラムに
利尿剤、甘草連用時に
激しい運動家の補給に

アルコール中毒を改善
二日酔いの予防治療に
頭が重い感じに
不安、うつ症状を改善
反射運動の低下に
妊娠、授乳中に

体液喪失に補給
むくみ改善に

心筋梗塞、狭心症
高血圧を予防する
低血圧を改善する

筋ジストロフィー
腎臓結石予防に
子供の腹痛に
火傷に
更年期の疲労、情緒安定に
近く手術を受ける人に

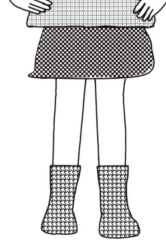

赤字は必要性が高い
所要量2000mg

― 鉄のお話 ―

鉄
Fe
体内の鉄の量は、およそ５０ｍｇ／Ｋｇ体重、体重６０ｋｇの人で約３ｇ、ヘモグロビン中にヘム鉄として１８００ｍｇが存在し、貯蔵鉄（主に肝臓）として７５０ｍｇがあり、筋ミオグロビン中にはヘム鉄として２４０ｍｇがあり、酵素中には６ｍｇが存在する。

働き
鉄は、エネルギー生産のための呼吸全般に関連する重要なミネラルで、血液中と筋肉中で酸素の輸送、ミトコンドリアで電子の輸送に働いている。鉄は赤血球ヘモグロビンの構成成分として酸素を運搬する。筋肉中にミオグロビンとして酸素を保持し運搬し、筋収縮に必要なエネルギーを供給する。ミトコンドリアにはエネルギー生産の電子伝達系があり、そこでは、鉄を含むチトクローム酵素がエネルギー生産を終え空になった水素に酸素を結合させ水にする働きをしている。
幾つかの鉄を含む酵素がある、例えば、ペルオキシダーゼやカタラーゼである。鉄の基本的な働きは、Ｆｅ++とＦｅ+++の間を電子が移動する酸化還元反応である。

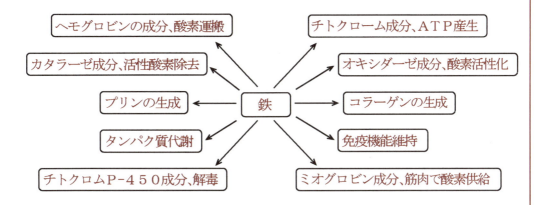

欠乏症
鉄の欠乏症状の順序は、まずフェリチンが消耗し、赤血球生成障害を来し次いで、貧血となる。そして、摂取不足や出血が続くと進行する。
鉄が欠乏すると免疫機能が低下し、小児では認識力が落ちる。
世界人口のおよそ２５％が鉄欠乏と考えられている。貧血に到らなくても鉄欠乏は人の健康状態に大きな影響を及ぼす。一方、鉄の過剰症も肝硬変冠動脈性心疾患、心不全、その他疾患を招く重要な問題となっている。

鉄の吸収
食物中の鉄には２つのタイプがあり、ヘム鉄が１５％、非ヘム鉄が８５％の割合である。吸収率に差があり、ヘム鉄が非ヘム鉄より３倍高い。
鉄は小腸の粘膜細胞で吸収される、鉄が欠乏している人の吸収率は５０％と高く、一方、貯蔵が十分な人では吸収率は５～１５％と言われている。ノンフェム鉄は、タンパク質とビタミンＣの存在が吸収率を高める。
食物繊維、植物のフィチン酸、蓚酸、ポリフェノールが鉄吸収を妨げる。

鉄タンパク質

ヘモグロビン　血色素と言いHbと略される。ヘムとグロビンが結合したもので、グロビンは4個のペプチドからできており、それぞれ1個のヘムを結合した球状の赤色タンパク質で、赤血球の赤さのもとある。
ヘモグロビンは2価鉄状態で酸素を結合したり離したりする。

構造

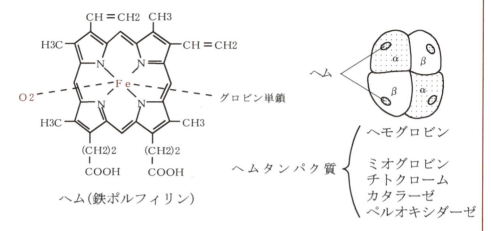

ヘム（鉄ポルフィリン）

ヘムタンパク質　ヘモグロビン／ミオグロビン／チトクローム／カタラーゼ／ペルオキシダーゼ

ミオグロビン　酸素貯蔵のヘムタンパク質。1分子当たり1個のプロトヘムを含む。
チトクローム　電子伝達系を構成する一群のヘムタンパク質。
カタラーゼ　過酸化水素の分解を触媒するヘム酵素。
ペルオキシダーゼ　過酸化水素の分解、グルタチオンの酸化を行うヘム酵素。
トランスフェリン　鉄輸送タンパク質、成人は約300μg／100mlの鉄と結合できるトランスフェリンを持つ。余裕があり実際の結合は3分の1。
フェリチン　肝臓、脾臓、骨髄、筋肉に存在する水溶性タンパク質であるアポフェリチン1分子が2000個の3価の鉄と結合したものをフェリチンと呼ぶ。フェリチン分子が集合、部分的に変性しタンパク質を失なったものをヘモシデリンという。体内の鉄量の約25％がこれらの貯蔵鉄として存在する。

体内の鉄欠乏段階

	正常	貯蔵量消耗	赤血球生成障害	鉄欠乏性貧血
貯蔵鉄				
赤血球				
組織鉄	正常	消耗	欠乏	欠乏
血清フェリチン	正常	↓↓	↓↓↓	↓↓↓
血清鉄	正常	正常	↓↓	↓↓↓
トランスフェリン飽和	正常	正常	↓↓	↓↓↓
ヘモグロビン	正常	正常	正常	↓↓

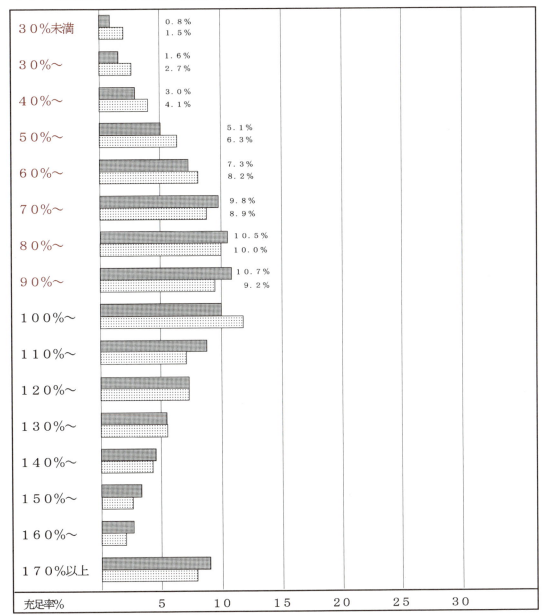

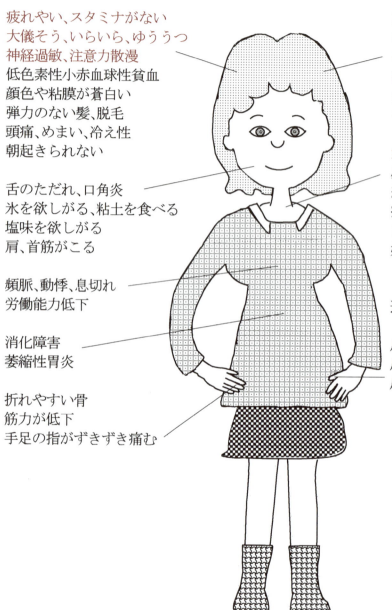

鉄の欠乏で起こりやすい症状

赤字は欠乏の早期に起こりうる

疲れやい、スタミナがない
大儀そう、いらいら、ゆううつ
神経過敏、注意力散漫
低色素性小赤血球性貧血
顔色や粘膜が蒼白い
弾力のない髪、脱毛
頭痛、めまい、冷え性
朝起きられない

舌のただれ、口角炎
氷を欲しがる、粘土を食べる
塩味を欲しがる
肩、首筋がこる

頻脈、動悸、息切れ
労働能力低下

消化障害
萎縮性胃炎

折れやすい骨
筋力が低下
手足の指がずきずき痛む

脳の働きが低下する
物忘れがひどくなる
子供の学習能力低下
落ち着きなく注意力低下
多動症
子供の食欲不振、発育遅延

寒さに弱い
感染症に係りやすい
細胞性免疫能の低下
病気に対する抵抗力低下
白血球数が減少
好中球の殺菌能低下

運動能力が低下する

爪が脆く、艶がない
爪に縦のしわがある
爪がスプーン様に反る

乳幼児、思春期、妊産婦、生理過多、出血性疾患では欠乏し易いので十分な補給を。

鉄を使ってみたい

鉄は次の状態に有益であるかもしれない

酸素を運び、エネルギー生産に働く
鉄欠乏の物忘れ、注意力散漫を改善
鉄欠乏性貧血を治す
鉄欠乏児童の学習能力低下を改善
疲労、虚弱体質を改善
うつ、神経過敏、頭痛を改善

潰瘍性口内炎を改善する
歯と歯茎の障害
舌炎を改善する
長期にストレスを受ける人
白血病、ガン

鉄欠乏の動悸、息切れ

結核
胸やけ、吐き気
慢性胃腸障害、消化不良
大腸炎、便秘、下痢
生理痛を軽減する
脆い骨

激しく体力を使う運動家、労働者

各種出血性の病気に
痔、寄生虫、胃潰瘍、悪性腫瘍の出血に

ヘモグロビン生産を促進
アルコール中毒の人
慢性消耗性疾患の人
近く手術を受ける人
妊娠と授乳中に必要
2〜24ヶ月の赤ちゃん
発育期、思春期に必要
高齢者に必要
口角びらん症
嚥下困難
甲状腺機能低下症

免疫能低下を改善
感染しやすさを改善

減食中の人

打撲傷、皮膚の潰瘍
月経過剰

スプーン爪など爪の障害

赤字は必要性が高い
所要量10mg：使ってみたい量10〜40mg

亜鉛のお話

亜鉛 Zn
体内に約２ｇが存在し、筋肉や骨に多く、眼、前立腺に高濃度に含まれる。
亜鉛は２００以上の酵素の構成成分であり、その内８０以上が分子構造の構成に亜鉛が使われ、その他酵素では触媒的に、調整的に働いている。
RNA、DNA合成、タンパク質合成、エネルギー生産、視力の調整、発育組織の修復など重要な働きが多い。
また、免疫機能調整作用があり、抗酸化活性を持っている。

働き

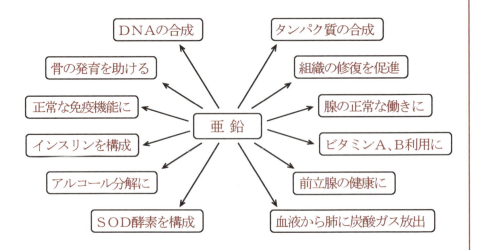

免疫機能
風邪、インフルエンザ、その他感染症に効果的である。
風邪のひき始めに、亜鉛トローチを用いると、対象より３日ほど早く症状が消失した。亜鉛トローチは口内炎、咽の痛みにも有効である。
亜鉛は免疫の働きを正常化する事で、重い病気や慢性病に効果的である。

ホルモン
性ホルモン、甲状腺ホルモンの生成に働く。
男性、女性の不妊症を改善し、肥大した前立腺を縮め、甲状腺機能の活性化に働き、インスリンレベルを改善することで糖尿病に効果が期待できる。

創傷の治癒
亜鉛は、傷の治りを速め、皮膚の過敏性を改善する。
にきび、湿疹、酒渣、火傷、乾癬に効果的である。
髪の健康を維持し、脱毛に効果が期待される。

眼と耳の健康
亜鉛は、黄斑変性による視力低下の進行を遅くする事が期待される。
耳鳴り改善の効果が期待される。

味と臭い
味や臭いがわからなくなったら、亜鉛で有効な可能性が高い。

亜鉛欠乏で起こりやすい症状

赤字は欠乏の早期に起こりうる

疲れやすい、不眠、ゆううつ
髪の伸びが遅い
ふけが多い、脱毛しやすい
毛が裂け切れやすい

視力が落ちる、眼瞼炎、色盲
薄暗がりでよく見えない
ドライアイ、白内障、視神経炎
味覚や臭覚が低下する
頻繁な感染、重い感染症
風邪、インフルエンザにかかり易い
血圧が高くなる
貧血しやすい
骨粗鬆症
耐糖能低下

吐き気、食欲不振
消化管の炎症、下痢
性の未成熟、生理不順
不妊、奇形、流産の心配
陰毛に乏しい
肛門部、陰部の皮膚炎

手足がいつも冷える
膝とくるぶしが痛む
小児の成長に伴う関節の痛み
結合組織障害、関節炎
骨成熟の遅延
脾臓、肝臓肥大

記憶力が低下する
小児の成長が遅れる
体重不足
アルコール耽溺
にきびができやすい
小児の頻繁な中耳炎
鼻声になりやすい
口内炎ができやすい
口唇ヘルペス
舌の白苔、舌炎、口臭
T細胞、B細胞機能低下
胸腺、リンパ腺の萎縮
免疫力が低下する
感染症にかかりやすい

帯状疱疹、乾癬
腰痛、背痛
肝臓からのA放出低下
床ずれ、皮膚炎
腰、股、腹、に伸縮性の痕
傷の治りが遅れる
爪に白斑ができる
爪が脆い、爪周辺の化膿
前立腺障害
精液、精子が減少する
睾丸萎縮、インポテンツ

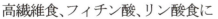

高繊維食、フィチン酸、リン酸食に
結合し失われる。慢性病、ストレス、手術、慢性感染症、消化管障害、肝硬変に必要量増加。
魚介類や肉類が嫌い、アルコール好き、発育期、５０才以上、妊婦、授乳婦は十分な補給を。

亜鉛を使ってみたい

亜鉛は次の状態に有益であるかもしれない

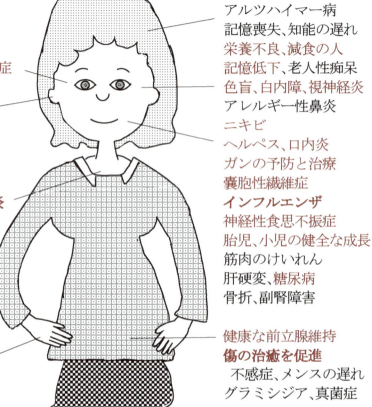

慢性消耗性疾患
脱毛症、ふけ
１０代の性成熟遅延
鎌型細胞性貧血
５５才以上の人
視力低下、ドライアイ、夜盲症
長期ストレス状態
味覚、臭覚低下
耳の感染、聴力障害、耳鳴り
アレルギー
ウイルス感染緩和

風邪、扁桃腺炎、管支炎、肺炎
甲状腺機能低下症
高血圧、長期利尿剤服用者
動脈硬化症、心筋梗塞

骨粗鬆症、背痛、腰痛
大腸炎、ヘルニア
ひどい火傷や術後、床ずれ
荒れ肌、脆い爪、爪の白斑
男性不妊、インポテンツ
膀胱炎、性病

ビタミンA血中濃度維持
細胞の分化、成長、修復促進
亜鉛欠乏による免疫低下の改善
関節炎、リウマチ様関節炎
先端皮膚炎、乾癬

アル中、化学物質汚染
無気力、無感動、うつ
アルツハイマー病
記憶喪失、知能の遅れ
栄養不良、減食の人
記憶低下、老人性痴呆
色盲、白内障、視神経炎
アレルギー性鼻炎
ニキビ
ヘルペス、口内炎
ガンの予防と治療
嚢胞性繊維症
インフルエンザ
神経性食思不振症
胎児、小児の健全な成長
筋肉のけいれん
肝硬変、糖尿病
骨折、副腎障害

健康な前立腺維持
傷の治癒を促進
不感症、メンスの遅れ
グラミシジア、真菌症

DNA、RNA合成
フリーラジカル除去
静脈瘤、いぼ
足の潰瘍、壊疽

赤字は必要性が高い
所要量（RDA）１５ｍｇ：使ってみたい量２０〜５０ｍｇ

銅のお話

銅 Cu
体内におよそ８０ｍｇが存在する。皮膚、骨格筋、骨髄、肝臓、脳などに１．５μｇ／ｇの銅が分布し、およそ１０％が血液中に存在する。
１５種以上の酵素の構成成分として、酸化反応に、エネルギーの生産に結合組織の形成、赤血球の生成、免疫細胞の機能、血管や骨や腱の強度を維持、神経伝達物質の生成、生殖機能維持、凝血の促進、ＳＯＤ作用などに働いている。
銅輸送タンパク質のセルロプラスミンは、血漿中銅のおよそ９３％を結合している。またフェロキシダーゼと呼ばれ、二価鉄を酸化する。

吸収
銅は胃から少量、大半は十二指腸から吸収される。
ヒスチジンなどアミノ酸が吸収を促進する。鉄や亜鉛の過剰摂取は銅の吸収を阻害する。フィチン酸や繊維は銅の吸収を阻害しない。
大量のビタミンＣは銅の吸収を阻害する。

働き

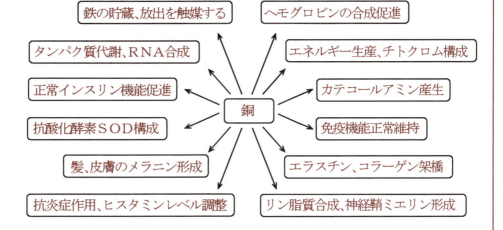

高血圧、不整脈、心臓障害、ガンを予防し、コレステロールを低く保つ効果が期待される。

不足は
銅関連酵素の活性が低下するために色々な症状が現れる。
電子伝達系機能低下　　　　　　　・・エネルギー生産減少
カテコールアミン産生低下　　　　・・脳内濃度低下、神経症状、低体温
コラーゲン、エラスチンの架橋不全・・血管、骨、毛髪の脆弱、不整脈
タンパク合成低下　　　　　　　　・・結合織不完全、傷の治癒遅延
鉄利用低下、ヘモグロビン産生減　・・小球性低色素性貧血
ＳＯＤ減少　　　　　　　　　　　・・ＬＤＬ酸化、ＤＮＡ、白血球障害
メラニン産生減少　　　　　　　　・・皮膚色素脱失、白髪
神経のミエリン鞘不完全　　　　　・・神経症状
糖代謝低下　　　　　　　　　　　・・血糖上昇

銅欠乏で起こりやすい症状

赤字は欠乏の早期に起こりうる

疲れやすい、虚弱体質
うつ状態、蒼白い顔
白髪、硬い曲がった髪、脱毛症
赤血球破壊、貧血症

LDLコレステロール上昇
HDLコレステロール低下
リポ蛋白の酸化障害
赤血球の酸化障害

甲状腺機能低下
多発性硬化症様症状
高血圧
肺が弱い
呼吸障害

骨の発達不完全
骨格の奇形
骨粗鬆症
骨折しやすい

頭痛
発育遅延
低体温
ミエリン鞘形成不全
神経系の退行変化
けいれん、震え
動きが止められない
免疫機能低下
白血球減少、好中球減少
細胞性免疫機能低下
胸腺ホルモン生成低下
NK活性の低下
感染しやすい

コラーゲン形成不完全
血管が脆い、冠動脈疾患
動脈瘤形成、大動脈破裂

不妊
むくみ
皮膚の白斑
皮膚炎、皮膚潰瘍、床ずれ
傷の治りが遅い

関節炎
SODの活性低下
グルタチオンペルオキシダーゼの
　活性低下

銅欠乏は鉄欠乏と共存する事が多い。
高単位の亜鉛摂取は銅欠乏を招く。

銅を使ってみたい

銅は次の状態に有益であるかもしれない

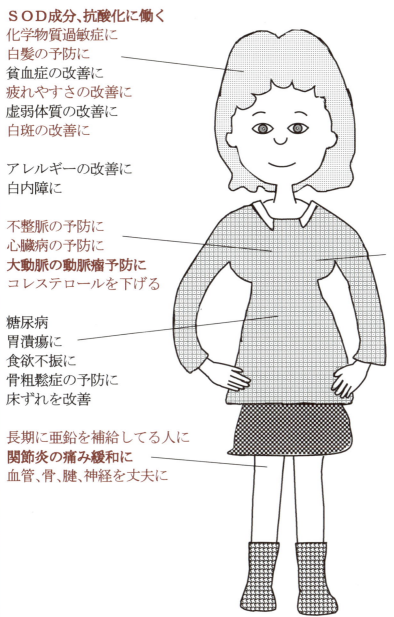

SOD成分、抗酸化に働く
化学物質過敏症に
白髪の予防に
貧血症の改善に
疲れやすさの改善に
虚弱体質の改善に
白斑の改善に

アレルギーの改善に
白内障に

不整脈の予防に
心臓病の予防に
大動脈の動脈瘤予防に
コレステロールを下げる

糖尿病
胃潰瘍に
食欲不振に
骨粗鬆症の予防に
床ずれを改善

長期に亜鉛を補給してる人に
関節炎の痛み緩和に
血管、骨、腱、神経を丈夫に

白血球減少症、貧血に
高齢者に
ライター症候群に
アルコール中毒者に
うつを緩和する
スポーツマンに必要

慢性消耗性疾患に
免疫能低下を改善
血行を良くする
凝血能維持に

動脈の弱さを改善
高血圧の予防に

ガンの予防に
耐糖能低下を改善

火傷に
授精能力維持に
近く手術を受ける人に

赤字は必要性が高い
所要量1.8mg：使ってみたい量2～8mg

セレンのお話

セレン Se	体内に6～21mgが存在する。Seを含むタンパク質と酵素の構成成分として、抗酸化反応に働き、また、ガン予防が期待される。Seを含むグルタチオンペルオキシダーゼ（GSHPX）には4つの種類があり、GSHPX-1は多くの細胞内に、GSHPX-2は腸管の細胞に、GSHPX-3は細胞外に、GSHPX-4は膜に結合し過酸化リン脂質を分解する。
働き	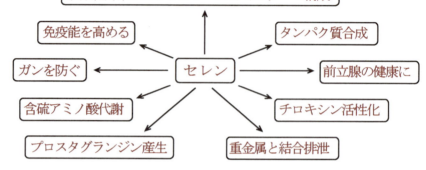
抗ガン作用	皮膚ガンにかかったことのある1300人に、毎日200μgのSeを8年間与えた結果、肺ガン、前立腺ガン、結腸ガンなどの発症リスクが著しく減少した。プラセボグループに比べガン死亡率が半分以下であった。ただし、皮膚ガンの予防効果はなかった。
心臓	LDLコレステロールを下げ、血小板凝集を抑えて、環状動脈性心疾患、心臓血管系疾患、心臓発作を予防する。
免疫	免疫系を刺激し、白血球の増殖を促し、細菌貪食能を促す。ループスのような免疫抑制疾患の治療を助ける。
肝臓	アルコール性の肝硬変、心筋症に効果的である。正常な肝機能を促す。
皮膚	ニキビ、湿疹、乾癬、血管炎の治療に効果が期待される。
目	目の抗酸化防御に大切である。白内障の予防が期待される。
筋肉	筋萎縮症の治療に効果的である。
炎症	関節リウマチのような炎症症状に効果が期待される。
男性不妊	前立腺と精子の活動性を助ける。

セレン欠乏で起こりやすい症状

赤字は欠乏の早期に起こりうる

疲れやすい
早く老ける
老けて見える
寿命が短くなる

脱毛
白内障のリスクが高まる

甲状腺の働きが低下
血圧が高くなりやすい
心筋障害を起こしやすい
頻脈、不整脈
心筋梗塞を起こしやすい

肝臓が弱る
アルコールで肝臓が傷む
解毒力低下

湿疹、乾癬のリスクが高まる
筋肉の不快感、痛み

筋肉が弱る
下肢の筋肉が痛む
関節炎のリスクが高まる

抗酸化能力の低下
発育障害
乳児の突然死
脳卒中のリスクが高まる
ガンのリスクが高まる
重金属の毒性が出やすい

免疫力が低下する
抗体価低下
好中球、NK細胞機能低下
感染にかかりやすい
肺が弱る
肺活量低下

腎疾患のリスクが高まる

奇形のリスクが高まる
精子減少、男性不妊
インポテンツ

握力の低下

グルタチオンペルオキシダーゼ
　活性が低下する
セレン摂取が少なく、ビタミンEが消耗すると、セレン欠乏症がでやすい。

セレンを使ってみたい

セレンは次の状態に有益であるかもしれない

Eと協同、活性酸素の害を防ぐ
疲労、不安、うつの改善
早い老化を防ぐ
ウイルスの転写増殖抑制
ヘルペス、帯状疱疹
水銀中毒を緩和する
アルツハイマー病
白内障、目の老化病予防
ループスの改善

ガンの予防と治療
感染を防ぐ
ラジカルから心臓を護る
コレステロールを下げる

動脈硬化予防に
筋ジストロフィー
肝炎
湿疹、乾癬
紫外線から皮膚を護る

リュウマチ様関節炎
変形性関節炎
DNA修復
グルタチオンペルオキシダーゼ低下

栄養不良、減食の人に
アルコールの解毒
エイズの進行を抑える
てんかん
にきび、解毒に働く
血栓を防ぐ
喫煙の害を防ぐ
記憶力低下を改善
甲状腺機能低下
大気汚染地域に
アトピー性皮膚炎
免疫低下を改善
喘息の緩和
高血圧、脳卒中

狭心症、心筋梗塞

膵臓機能低下を防ぐ
前立腺ガンを防ぐ
男性不妊症
大腸ポリープを防ぐ

赤字は必要性が高い
所要量（RDA）50〜200ug：使ってみたい量50〜400ug
セレンはビタミンEと協力作用がある

クロムのお話

クロム Cr
成人には約6〜10mgのCrが存在するが、加齢により減少する。
人体に必須のCrは3価であり、食物に含まれるのも3価である。
5価のCrは毒物として知られている。
Crは血糖調整効果でよく知られている。

働き
Crは、細胞膜上のインスリンレセプターの数を増やし、レセプターのリン酸化を促し、インスリンの結合を促進すると考えられている。

Crはインスリンレセプターキナーゼを活性化する。一方、インスリンレセプターを不活性化する働きを持つチロシンフォスファターゼの活性化に必要なフォスフォチロシンフォスファターゼの働きを抑え、インスリン感受性を高めると考えられている。

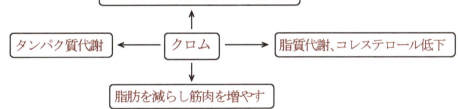

耐糖能
クロムは血中クロムレベルの低い、健康人、Ⅱ型糖尿病、高齢者の血中ブドウ糖処理能力を向上する。

境界型の耐糖能障害の健康な20人に、クロムを3ヶ月投与した結果18人の耐糖能が著しく改善された。

高齢者
高齢者は組織のクロムが低く、耐糖能障害の傾向にあり、糖尿病や心疾患のリスクが高まっている。
70才以上の高齢者にクロムを投与したところ、50％に糖尿病様の耐糖能障害の改善が見られた。

低血糖
人によっては、クロム欠乏が低血糖の原因因子になりうる、このような人にはクロム投与で改善がみられる。

心疾患
クロムの少ない食事は、血中コレステロールの増加と冠動脈疾患のリスク増加につながる。
クロム補給は、糖尿病や耐糖能障害を持つ人のHDLコレステロールを上げ、中性脂肪とLDLコレステロールを下げる。

肥満
クロム補給によって、体脂肪が減り、筋肉が増加する例がある。

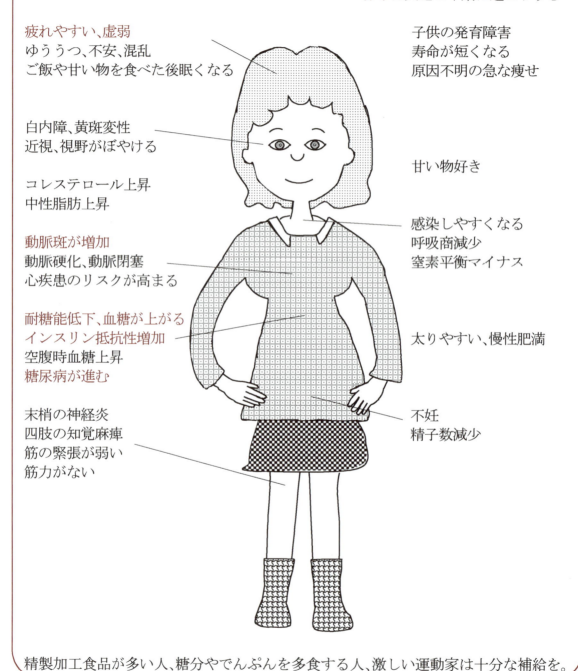

減量のお話

減食と体重の変化
減量は、減食した不足エネルギー分を体脂肪の燃焼で補い、また運動などで消費エネルギーを増やすという考えである。
脂肪１ｇが燃焼すると、９Ｋｃａｌ生成する。１日２０００Ｋｃａｌ消費している人が絶食したと仮定すると、脂肪２２２ｇに当たる。脂肪細胞は１５％の水分を含むので体脂肪として２６１ｇが減る。
２０００÷９＝２２２ｇ÷０．８５＝２６１ｇの脂肪

グリコーゲンと水
実際は脂肪が単独では燃焼できない。脂肪を構成する脂肪酸が分解してアセチルＣｏＡとなり、糖質の燃焼経路であるクエン酸回路に入って燃える。
食事から糖質を摂れない場合は、体内のグリコーゲンを使う。
体内に３００ｇのグリコーゲンが貯蔵され、これが燃焼すると、１ｇが４Ｋｃａｌだから、１２００Ｋｃａｌ生成する。１日に消費する２０００Ｋｃａｌから引いた８００Ｋｃａｌを、脂肪の燃焼で補う。
８００÷９＝８９ｇ÷０．８５＝１０５ｇの脂肪
体内ではグリコーゲンは３倍の保留水を持つ、グリコーゲン３００ｇの消耗で、この保留水９００ｇと合わせ体重１２００ｇが失われる。

初日の減量
消化管には５００～２０００ｇの内容物があり、これが排泄されると、
５００～２０００ｇ＋１２００ｇ＋１０５ｇ＝１８０５～３３０５ｇ
　　　腸内容物　　　　グリコーゲン　体脂肪　　　　　減量計

２日目の減量
脳神経と血球類はエネルギー源としてブドウ糖のみに依存し、１日に１５０ｇを必要とする。糖質の補給がないと、体タンパク質から糖を新生する。ブドウ糖と同量のタンパク質が必要で、筋肉なら６０％の水分を含むとして、１５０ｇ÷０．４＝３７５ｇとなる。この筋肉から６００Ｋｃａｌを生成、残り１４００Ｋｃａｌを脂肪が補えば１４００÷９＝１５６÷０．８５＝１８３ｇの体脂肪が減少する。
３７５ｇ＋１８３ｇ＝５５８ｇ
筋組織　　体脂肪　　２日目の減量計（３日以降同じ計算）

絶食３日間の減量
絶食して３日経てば体重の減少はおよそ３ｋｇだが、望んだ体脂肪の減少は４７１ｇで、筋肉７５０ｇと貯蔵グリコーゲンの喪失となる。

減量の常識
上記はおおざっぱな計算だが、無理な減量は脂肪を減らさずに体を傷めていると言いたいわけである。
良い減量法は、肥満しないように食事の油脂と砂糖を摂り過ぎないゆっくり楽しく食事する、よく歩くなど、ちょっとした生活習慣の変更に務め、これを永続させることではなかろうか。

減量と栄養素
低カロリー、高繊維、適量のタンパク質、糖質、脂肪の食事。
脂肪のスムーズな燃焼に、マルチビタミンにＣ、ＣｏＱ、レシチンクロム、カルニチンが薦められる。

クロムを使ってみたい

クロムは次の状態に有益であるかもしれない

タンパク質、脂質、糖質代謝促進に
エネルギー増進、スタミナ快復に
疲れやすさを改善する
うつ、不安を改善する
視力を良くする
緑内障を予防する
低血糖性頭痛、神経過敏を改善
体重を減らし筋肉を増やす
にきびを改善
低血糖症を改善する
コレステロール、中性脂肪低下に
慢性消耗性疾患に

ストレスを強く受ける人
心臓血管障害の改善
動脈硬化の改善に

Ⅱ型糖尿病、妊娠糖尿病
糖代謝を促進
耐糖能を改善する
インシュリン必要量を減らす
インシュリン抵抗糖尿病の改善
月経前症候群
骨粗鬆症予防に

アルコール中毒改善
不眠予防に
てんかんを改善する
低体重出産児に
妊婦、授乳婦に必要
成長の遅れを改善する
筋グリコーゲンの増加
運動家に

歯茎を良くする
高齢者のクロム補給に
寿命を延ばす
免疫能低下を改善する

β-遮断剤ＨＤＬ低下に
遺伝子を安定ガンを防ぐ

乾癬に
膵炎に
減量中の人に
手術を控えている人に
加工食品を多く摂る人に
不妊症を改善する
精子数減少を快復する

赤字は必要性が高い
所要量３５μｇ：使ってみたい量５０〜２００μｇ

マンガンのお話

マンガン Mn	成人体内に約２０ｍｇが存在するが、多くがミトコンドリアにある。吸収は小腸で行われるが５％より低い。 Ｍｎの働きは 　①酵素を活性化する。 　　ヒドロラーゼ、デカルボキシラーゼ、キナーゼ、トランスフェラーゼ 　②Ｍｎを含有する酵素。 　　アルギナーゼ、ピルビン酸カルボキシラーゼ、Ｍｎ－ＳＯＤ、 　　グルタミンシンテターゼ
働き	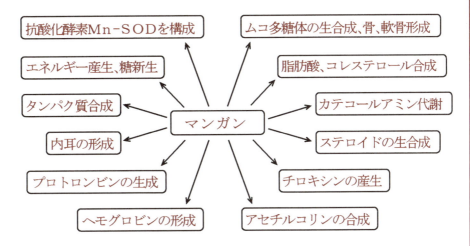
不足すると	グリコシルトランスフェラーゼ活性低下‥含硫ムコ多糖体合成低下、 　　　　　骨、軟骨、椎間板の異常、腰痛、膝関節痛、プロトロンビン減少 ピルビン酸カルボシシラーゼの活性低下‥耐糖能低下、エネルギー減少 コハク酸デヒドロゲナーゼ（電子伝達系）活性低下‥エネルギー減少 ＡＴＰアーゼ（ＡＴＰ産生、分解）活性低下‥エネルギー減少 Ｍｎ－ＳＯＤ減少‥抗酸化能低下、心、肺組織の酸化障害 ペプチターゼの活性低下‥アミノ酸代謝低下 コリンエステラーゼ（アセチルコリン分解）活性低下‥副交感神経緊張
更年期骨粗鬆症	Ｍｎ、Ｃａ、Ｚｎ、Ｃｕの併用摂取が、更年期後の骨粗鬆症に有用である。
関節痛	Ｍｎ、グルコサミン、コンドロイチンの併用が膝関節痛に有用である。
月経前症候群	Ｍｎは、不安、うつ、いらいらを持つ月経前症候群に有用かも知れない。
糖尿病	糖尿病患者は血中Ｍｎ濃度が正常者より低い例が多い。インスリン抵抗性の高血糖をＭｎが下げるかもしれない。

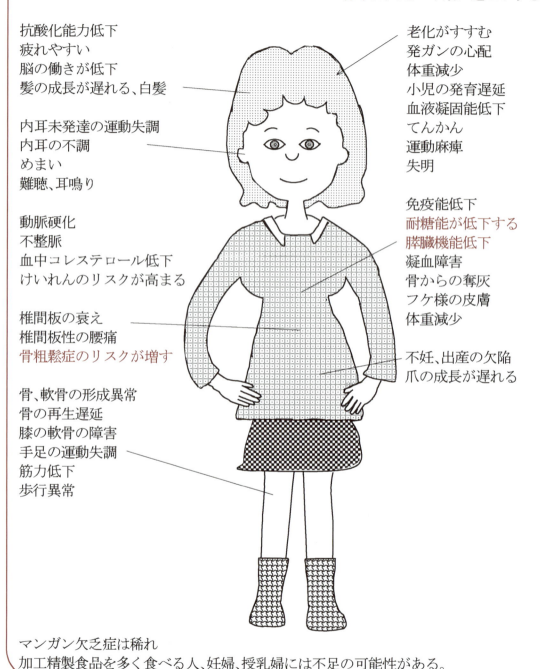

マンガンを使ってみたい
マンガンは次の状態に有益であるかもしれない

SOD構成、活性酸素の障害を防ぐ
疲れやすさを改善する
炎症を緩和する
貧弱な毛髪改善に
緊張性頭痛の改善に
白内障の予防に
耳の感染を防ぐ
難聴、耳鳴り改善に
貧血の改善に

アレルギーを緩和
不整脈の改善に
喘息を緩和する

腰痛の改善に
耐糖能の低下を改善
糖尿病の改善に
糖尿病性神経障害改善に
骨粗鬆症の改善に
爪の生育不良に

筋肉、関節の働き不調に
グルコサミンの働きを助ける
靭帯、腱、軟骨の修復に必要
変形性関節炎の改善に
マクロファージ、好中球の活性に

捻挫の治療に

分裂病の改善に
てんかん発作の改善に
妊婦、授乳婦に必要
神経質、神経過敏の改善に
スポーツマンに必要
色々な精神障害に
物忘れの改善に
正常な発育、発達に
ガンを防ぐ

多発性硬化症の改善に
筋無力症の改善に

椎間板、軟骨障害に
低血糖症改善に

不妊に
健全な生殖能維持に
月経過多の改善に
月経前症候群に
手足の運動失調に

抗体応答に必要

赤字は必要性が高い
所要量4mg：使ってみたい量4～10mg

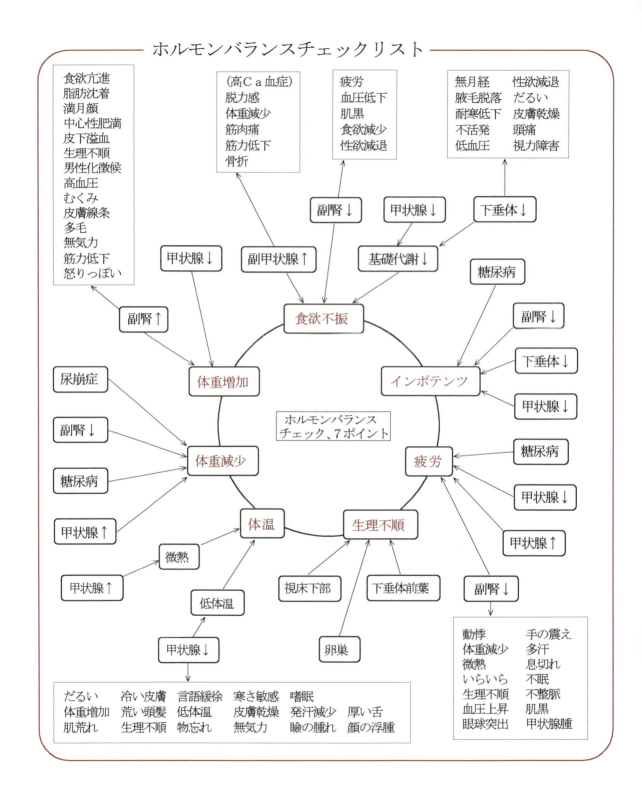

主なホルモン一覧

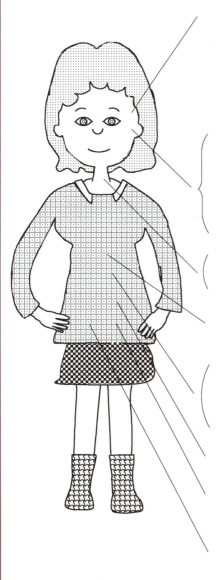

視床下部ホルモン	GRH	成長ホルモン放出ホルモン
	GHIH	成長ホルモン放出抑制因子（ソマトスタチン）
	CRH	副腎皮質刺激ホルモン-放出ホルモン
	TRH	甲状腺刺激ホルモン-放出ホルモン
	PIH	プロラクチン放出抑制-ホルモン（ドパミン？）
	LHRH	性腺刺激ホルモン-放出ホルモン
下垂体前葉ホルモン	GH	成長ホルモン
	ACTH	副腎皮質刺激ホルモン
	TSH	甲状腺刺激ホルモン
	PRL	プロラクチン（催乳）
	LH	黄体形成ホルモン
	FSH	卵胞刺激ホルモン
下垂体後葉ホルモン	ADH	バゾプレッシン
		オキシトシン
下垂体間葉ホルモン	MSH	メラニン細胞刺激ホルモン
甲状腺ホルモン		サイロキシン
		カルシトニン
副甲状腺ホルモン		パラソルモン
膵臓ホルモン		インスリン
		グルカゴン
		ソマトスタチン
副腎皮質ホルモン		コルチゾール（12〜30mg／日）
		アルドステロン（0.05〜0.15mg）
		アンドロゲン（女性0.4mg／日）
副腎髄質ホルモン		アドレナリン
		ノルアドレナリン
腎臓ホルモン		レニン
		アンジオテンシン
消化管ホルモン		ガストリン
		コレシストキニン
		セクレチン
		VIP
女性ホルモン		エストロゲン（0.1→0.5mg）
		プロゲステロン（2.9→22mg）
		リラキシン
男性ホルモン		テストステロン（8mg／日）
		インヒビン

ホルモンの作用一覧

ホルモンとは、生体内外の情報に応じて、内分泌細胞や神経細胞によって生産分泌され、体液を介して その情報を他の細胞に伝達する物質、主なホルモンの作用は

ホルモン名	作用	ホルモン不足の影響	過剰の影響
成長ホルモン GH	身体成長促進	小児で成長障害	巨人症、先端巨大症
副腎皮質刺激ホルモン ACTH	副腎皮質ホルモン 合成、分泌	易疲労、だるい、食欲減少 体重減少、筋力低下、低血圧 低血糖	クッシング症候群
甲状腺刺激ホルモン TSH	甲状腺ホルモン 合成、分泌と成長	体温低下、耐寒抵抗力低下 乾燥肌、浮腫、精神機能低下	
プロラクチン PRL	乳腺発達 黄体維持	乳汁分泌低下	乳汁漏出症、無月経 頭痛
黄体化ホルモン LH	排卵誘起、卵胞黄体化 テストステロン分泌	小児で生成熟障害 男性で性欲低下、インポ 睾丸萎縮、性毛減少 女性で無月経、不妊、性毛脱落 性器萎縮、乳房の萎縮	
卵胞刺激ホルモン FSH	卵巣卵胞の発達 睾丸発達、精子形成		
抗利尿ホルモンADH バゾプレッシン	水分保持、血圧上昇	高血圧、尿崩症	むくみ、低Na血症 多飲、尿量減少
オキシトシン	子宮収縮、乳汁分泌		
サイロキシン カルシトニン	新陳代謝 Ca溶出抑制	疲労、嗜眠、体重増 Ca溶出	疲労、興奮、動悸
パラソルモン	Ca溶出、排出抑制	低Ca血症→分泌刺激	高Ca血症、骨粗鬆症
インスリン	糖利用促進	高血糖	低血糖
グルココルチコイド コルチゾール	グリコーゲン、糖産生 抗ストレス	低血糖、アレルギー発生	蛋白分解、免疫抑制
鉱質コルチコイド アルドステロン	Na保持	Na喪失	浮腫、高血圧、頭痛 多飲、多尿、筋力低下
アンドロゲン	男性化作用	性未発達	男性化
アドレナリン ノルアドレナリン	心拍増加、換気増大	低血圧、低血糖	高血圧、高血糖
エストロゲン プロゲステロン	性の発育	低身長、性特徴未発達	7才以前に乳房の発達
テストステロン	性の発育	柳腰の男性、高身長	9才以前に睾丸の発達

ホルモンと栄養

情報伝達　生体では細胞が協調して働くために、内分泌系と神経系と細胞間の3つの情報伝達様式をもっている。
内分泌系では、特殊化された細胞からホルモンが分泌され、血流を介して離れた細胞まで運ばれ、そこでホルモンのもつ反応を惹き起こす。
神経系では、神経細胞が樹状突起を網目状に張りめぐらし、軸索末端から神経伝達物質を放出して連絡を行っている。
細胞間では、伝達物質のサイトカインネットワークが構成されている。

ホルモン　内分泌腺で作られ、血液中に放出され、極めて微量で、他の組織に作用し代謝調節する、構成はアミノ酸、タンパク質、ステロイド物質からなる。
　　　アミノ酸誘導体：チロキシン、アドレナリン
　　　タンパク質：インスリン、成長ホルモン
　　　ステロイド：副腎皮質ホルモン、男性ホルモン、女性ホルモン

下垂体ホルモン　生産には、タンパク質、B2、B5、コリン、E、A、亜鉛が必要。
副腎ホルモン　生産には、A、B2、B5、C、E、必須脂肪酸、亜鉛、カリウム、カルシウム。
分解酵素　生産には、B1、B2、B3、B5、B6、B12、葉酸、A、C、E、含硫アミノ酸。

肝臓が大切　肝機能低下では、ホルモン分解が進まないため、影響が過剰に出る。

ホルモンとエネルギー

ホルモン	分泌		影響		
	刺激	抑制	脂肪組織	筋肉	肝臓
インスリン	高血糖 (アミノ酸) (遊離脂肪酸)	アドレナリン	脂肪取り込↑ 脂肪合成↑ 遊離脂肪酸放出↓	蛋白質合成↑ グルコース取り込↑ グリコーゲン合成↑	グリコーゲン合成↑ グルコース放出↓ ケトン体合成↓
グルカゴン	低血糖 ストレス	遊離脂肪酸 高血糖 インスリン			グリコーゲン分解↑ 糖新生↑ アミノ酸分解↑ ケトン体合成↓
アドレナリン	低血糖 ストレス		遊離脂肪酸利用↑ グリコーゲン分解↑ グルコース取り込↓	遊離脂肪酸利用↑ グリコーゲン分解↑ グルコース取り込↓	グリコーゲン分解↑ 糖新生↑ ケトン体合成↑
成長ホルモン	低血糖 ストレス	高血糖	遊離脂肪酸放出↑ グルコース取り込↑ 遊離脂肪酸合成↓	蛋白質合成↑ グルコース取り込↓	グリコーゲン合成↑ グルコース放出↑
コルチゾル	低血糖 ストレス 外傷		遊離脂肪酸放出↑	蛋白質合成↓ グルコース取り込↓ アミノ酸放出↑	アミノ酸分解↑ グリコーゲン合成↑ グルコース放出↑

ガンを防ぐ栄養

活性酸素　ガンの原因は遺伝的なものと環境因子がある。職場や環境の化学物質喫煙や飲酒、食事関連、ウイルス感染、、内因や外因ホルモン、放射線紫外線など、多くは活性酸素やフリーラジカルを発生させている。
また、呼吸する酸素の1～2％が活性酸素に変換すると言われ、好中球などから発生する活性酸素もＤＮＡを傷害し発ガン性を発揮する。
活性酸素やフリーラジカルはイニシエーションとプロモーションの両方に関与し、ガン化をひき起こす。これら発ガン過程は、ビタミンＥＣ、β-カロチン、ほか種々の抗酸化剤で防止できると期待されている。

免疫能の低下　免疫系そのものの状態が、毒物摂取やウイルスや細菌感染よりも、病気の発生に重要な関係を持っている。体に常在しているウイルスが動き出すのは免疫系が低下した時だけである。
体の中にはガンになりうる細胞が常に発生しているが、健康な人ではそれらは免疫系によってたえず除かれている

食事とガン

	原因とみられる（＋原因、－予防）	発ガンの種類
脂肪の摂りすぎ	＋	結腸直腸、乳房、前立腺、膵臓
ω-3多価不飽和脂肪酸	－	結腸直腸、乳房
ω-6多価不飽和脂肪酸	＋	前立腺、乳房、子宮
魚の脂肪	－	結腸直腸、乳房
タンパク質の摂りすぎ	＋	結腸直腸、膵臓、乳房、前立腺
肉	＋	結腸直腸、乳房
焼き肉、フライ肉	＋	大腸
大豆	－	乳房
塩	＋	胃
塩蔵食品	＋	胃、結腸直腸
漬物	＋	胃、鼻咽頭腔
黴びた食品	＋	食道、胃、肝臓
亜硝酸	＋	胃
アルコール	＋	肝臓、膵臓、食道、結腸直腸、頭頸、口、胃、乳房
砂糖	＋	乳房、膵臓
鉄	＋	結腸大腸
カルシウム	－	結腸直腸
葉酸	－	子宮頚管、結腸直腸
野菜果物の抗酸化物 セレン、ビタミンＣ、Ｅ ビタミンＡ、βカロチン カロチノイド	－	上皮細胞ガン、特に呼吸器、消化管：肺、鼻咽頭腔、食道、胃、結腸直腸、口、膵臓、乳房、胆嚢、子宮頚管、前立腺
食物繊維	－	結腸直腸
植物ステロール	－	乳房、前立腺、ホルモン関連
肥満	＋	結腸直腸、食道、乳房、子宮内膜、胆嚢
運動不足	＋	結腸直腸

乳ガンを防ぐ栄養素

ビタミンC	発ガンとガン死亡率を著しく低下させる。
ビタミンE	ビタミンEが体内に充分あれば、マウスの乳ガンが抑制される。 ビタミンEを与えると、ガン細胞が正常細胞に戻っていく研究がある。
ビタミンA	ビタミンAとβ-カロチンが充分にあれば、乳ガン、肺ガン、結腸ガン前立腺ガン、子宮ガンのリスクを減らす。 ビタミンAで、ガン細胞が正常細胞に戻ったりするとの研究がある。
セレン	土壌にセレンが豊富で、食事に多い地方では乳ガン、卵巣ガン、前立腺ガン、肺癌、直腸ガンの発生が少ない、セレンは、特に女性の乳ガン発生の予防に絶対的に必要なことが証明されている。
ビタミンD	血中のビタミンDレベルが高いと、結腸ガン、乳ガンの疾病率が下がる。
ビタミンB6	乳ガンにかかった女性のB6値は大幅に低下していた。
ヨード	欠乏すると乳ガンの発生率が高まると言う。
野菜	野菜は、NK細胞の腫瘍障害作用を強化する。 細胞膜の脂肪酸構成を替え異形細胞の生成を防ぐ 十字架植物にあるグルカレートは、ホルモンレベルを調整し、発ガン物質によう細胞のガン化を抑制する。含まれるグルコラファニンは発ガン化学物質による細胞障害を防ぐ酵素を増加させる。 含まれるインドールはエストロゲン効果を低下させる酵素を刺激する。 にんにく、玉ねぎ、ねぎに含まれるアリルスルフィッドは化学物質誘導のガン化を抑制する。 カロチンはDNAを酸化障害から防ぐ。
果物	エラグ酸、コーヒー酸などのフェノールはアフラトキシンやニトロソアミンの発ガン作用を妨げる。 リモネンは、発ガン物質代謝酵素を作り発ガンを防ぐ。プロモーションプログレッション段階の細胞を死にいたらしめる。 タンゲレチン、ノビレチンはガン細胞の細胞死を誘導し、成長を防ぐ。 ビタミンCとカロチンの抗ガン効果を持つ。
大豆	タンパク分解酵素を妨げ、発ガン活性を減少させる。 血清エストラジオールレベルを下げる。 血漿性ホルモン結合グロブリンレベルを増加させる。 血管新生を妨げる。 抗酸化活性を持つ。 ガン細胞の細胞死を誘導する インスリン抵抗性を下げ、エストロゲン活性レベルを減らす。

神経のお話

神経細胞　　神経細胞の働きが情報伝達であり、互いに接触し、複雑なネットワークを作っている。エネルギー代謝が活発で、ブドウ糖と大量の酸素を消費している。神経伝達物質や神経機能に必要な特種な物質を合成し、分解している。神経細胞は分裂増殖しないが、互いに連絡を増やしていく。

構造　　細胞体から、樹状突起と呼ばれる多数の突起が出て、細い腕を伸ばして別の細胞からのインパルスを受け取っいる。細胞は軸索と呼ばれる１本の長い突起をもっていて、端に近い部分で多数の細い腕に分かれて別の細胞にインパルスを伝えている。

軸索の荷電　　軸索は薄い細胞膜に覆われた長い管で、内部と外側の液とでは、化学組成が違う。軸索中はタンパク質分子が多く、Ｎａが僅かで、外側はタンパク質は少なくＮａが多い。タンパク質は水に溶けマイナス（−）に荷電する。神経細胞は外部より内部のほうが（−）荷電が多く、細胞膜を境にして電位差が起こり、内側が外側に比べて（−）になっている。

神経刺激の伝播　　刺激が発生すると、（＋）Ｎａイオンが膜を越えて内側に移動する。移動は膜にある通路、Ｎａチャンネルを通しておこなわれる。通路は普段は閉じていて、刺激を受けると、短時間開いてＮａイオンを通す。流入Ｎａイオンの影響で（＋）電荷が増し、その隣の閉じたＮａチャンネルを刺激し、その膜の内側電位が増加し、引き金となって、閉じていたＮａチャンネルが開く。この変化が連続し、軸索末端まで伝わる。末端では、この刺激を受け、Ｃａチャンネルが開き、Ｃａイオンが流入し、この刺激で小胞が末端部に移動し、内部の化学伝達物質が放出され、これがシナプス間隙を越え、他の細胞膜受容体に到着し、刺激が伝達される。この神経刺激は、エネルギーを必要としないが、流入したＮａイオンを細胞膜の外側に汲み出すのに、イオンポンプと呼ばれる機構が働き、莫大な量のエネルギーを使う。

刺激の抑制　　塩素イオンは殆どが細胞膜の外側にあり、（−）の電荷をもっている。このイオンが膜を通過すると、細胞膜は内側で休息時よりもっと（−）になり、神経刺激が刺激閾値に達しにくくなり、興奮が抑制される。

神経の構造

神経刺激の伝播

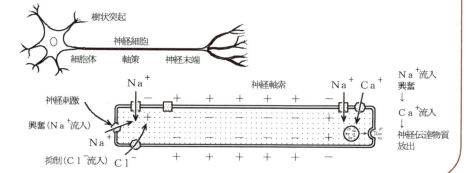

自律神経の働き

交感神経
（ノルアドレナリン）

副交感神経
（アセチルコリン）

交感神経	器官	副交感神経
拡大	瞳孔	収縮
	涙腺	涙分泌
濃厚	唾液腺	希薄
拡張 α／収縮 β2	血管	
増加	心拍	減少
拡張	気管支	収縮／分泌
虚血	胃	分泌
弛緩	腸壁	緊張／分泌
糖源分解／糖新生	肝臓	
	膵臓	分泌
分泌	副腎髄質	
排尿抑制	膀胱	排尿
収縮 α／弛緩 β2	子宮	
	直腸	排便
射精	性	勃起
発汗		

交感神経：胸腰髄
副交感神経：脳幹、仙髄

ノルアドレナリン
交感神経伝達物質

アセチルコリン
主として副交感神経伝達物質

合成に必要なビタミン
B2、B6、B12、葉酸、C   B5、B6、B12、葉酸

L-チロシン
チロシンの豊富な食品
肉類、レバー、魚介類、魚卵類
チーズ、ナッツ類

コリン
コリンの豊富な食品
卵、レバー、豆類、穀類、肉類
レシチン

神経の働きと栄養

神経の栄養　神経細胞を伝わるパルスの移動はエネルギーを消費しないが、膜外から細胞内へと移動したＮａイオンは、膜外に汲み出さないと、次のパルスを発生できない、元の電位状態に戻すためイオンポンプが働く。神経はこのため莫大なエネルギーを消費している。神経末端ではＣａイオンが細胞の中へ流入し、シナプス間隙に伝達物質を放出する、このＣａイオンの汲み出し、伝達物質の合成や分解にもエネルギーを消費する。これらエネルギーの生産には葡萄糖とビタミンとミネラル、更に大量の酸素が必要となる。

エネルギー生産　エネルギー生産に関与するビタミンとミネラル。
　　ビタミンＢ１、Ｂ２、Ｂ３、Ｂ５、Ｂ６、Ｂ１２、葉酸、ビオチン、Ｃ、
　　マグネシウム、マンガン、カルシウム、カリウム、亜鉛、鉄、銅、クロム。

神経膜の電位差　神経の膜の電位差に関与するのは
　　ナトリウム（Ｎａ）、カリウム（Ｋ）、カルシウム（Ｃａ）、マグネシウム（Ｍｇ）、塩素（Ｃｌ）、タンパク質イオンである

神経伝達物質　神経伝達物質とは、神経細胞内で合成され、シナプスに貯蔵され、細胞膜受容体と結合して作用し、その後不活性化されるものを言う。
主な神経伝達物質
アデノシン：伝達物質の遊離の抑制或いは促進
アセチルコリン：記憶、情報の伝達：↓老人性痴呆：↑パーキンソン病
アドレナリン：刺激、情緒（不安）
ノルアドレナリン：刺激、脳の覚醒、情緒（怒り）：↓うつ病：↑躁病
ドーパミン：体の動きの開始、情緒（快感）：↓パーキンソン病
セロトニン：苦痛を和らげ、安眠を促進、情緒、落ち着き、食欲抑制
ヒスタミン：情報伝達、平滑筋収縮、血圧降下
ＧＡＢＡ（γ-アミノ酪酸）、グリシン：抑制性神経末端伝達物質
グルタミン酸、アスパラギン酸：興奮性神経末端伝達物質
タキキニン（サブスタンスＰ）：知覚神経伝達物質、痛覚
エンケファリン、エンドルフィン：鎮痛作用

神経伝達物質合成分解の栄養　これらを合成したり、分解するための反応に関与するビタミンはＢ２、Ｂ５、Ｂ６、Ｂ１２、葉酸、Ｃ。
ビタミン欠乏の症状は、中枢神経症状として現われる前に、多発性神経炎のかたちで末梢神経症状として現われる。

活性酸素と脳　脳ではエネルギー代謝や神経伝達物質の代謝のため酸素消費が激しく多量の活性酸素が発生し、脳は活性酸素に曝され続けて、黒質部分の細胞は活性酸素に弱く健康維持には抗酸化栄養が大切である。

抗酸化栄養素　脳の抗酸化栄養として
　　Ｅ、Ｃ、Ｂ２、β-カロチン、ＣｏＱ、セレン、亜鉛が重要である

腸内細菌のお話

腸内細菌叢　健康人の胃は胃酸の影響で細菌は少ないが、小腸と大腸には４００種類１００兆の細菌類や真菌類が生息し、腸内細菌叢を作っている。
小腸には、腸球菌、乳酸桿菌、バシラス菌、大腸菌などが生息する。
大腸にはバクテロイデス菌、ベイヨネラ菌など嫌気性菌が多く、その他大腸菌、プロテウス菌、アルカリ糞便菌、肺炎桿菌などが多く、またカンジダ菌などの真菌類、ウェルシュ菌、破傷風菌も常在する。

功罪　乳酸菌やビフィズス菌はビタミンＢ群をつくり、生成する乳酸が悪玉菌の増殖を抑えて健康に寄与している。大腸菌やバクテロイデスの中には、抗生物質服用、ストレスなどで急に増殖し、毒性を現すものもある。

腸内細菌の種類
糞便１ｇ中
菌数 $10^9 \sim 10^{11}$

- バクテロイデス
  通常は毒性なし
  時に炎症発現
- ユウバクテリウム
- ペプトコッカス
- ビフィズス菌
  病原菌の抑制

$10^5 \sim 10^8$
- 乳酸桿菌
  病原菌の抑制
- 大腸菌
  通常は有益
  菌種により毒性発現
- 連鎖球菌
  化膿菌に毒性
- ベイヨネラ

$\sim 10^4$
- ウェルシュ菌
  毒素分泌
- ブドウ球菌
  食中毒、化膿
- プロテウス
  時に化膿
- 緑膿菌
  化膿

【有益作用】
- ビタミン合成
- 消化吸収の補助
- 外来病原菌の抑制
- 腸内有害菌の抑制
- 免疫能刺激

B1、B2、B3、B5、B6、B12、葉酸、K、ビオチンなど生成されるが逆にB1、Kなど細菌が消耗することもある。

- 腸内腐敗
- 発ガン物質産生
- 毒素産生

産生有害物質はスカトール、インドール、フェノール、アンモニア、ニトロソアミン、硫化水素、アセトアルデヒド、ホルムアルデヒド、ヒスタミンなど下痢、便秘、肝障害、発育障害、高血圧、アレルギー、発ガンなどの原因となる。

- 病原性

下痢、胃腸炎、各種感染症などを起こす。

胆汁酸　脂肪を多く摂ると、胆汁酸が増加し、バクテロイデス菌が活性化し、胆汁酸を変化させ、この物質が大腸ガンの増殖を促進させる。

乳酸菌　ビフィズス菌、乳酸菌が作り出す酪酸（ガン細胞の抑制）、プロピオン酸、酢酸はｐＨを酸性にし、有害細菌の増殖を抑制する。細胞壁成分が吸収され、マクロファージなど免疫細胞の活動を刺激する。

カンジダ症のお話

カンジダ症	酵母菌に属する真菌類のカンジダ菌が過剰に繁殖した状態をいう。カンジダはふだん腸管に住み着いているが、何らかの条件で異常に繁殖を始めると、その産成する毒素により全身が影響を受ける。
慢性感染症状	頭痛、頭部うっ血、ゆううつ、不安、咽の痛み、扁桃炎、舌の白苔、消化器障害、腸内ガスとお腹の張り、便秘や下痢、関節炎、膀胱炎、筋肉や関節の痛み、手足のしびれや痛み、低体温、白血球減少、果物や甘い物を食べた後に消化不良や腹部不快感、腟や鼠径部、耳管、へその痒み、化学物質過敏症、アルコールに弱い、寒さに弱い、口内炎にかかり易い、甘い物を欲しがるなどの症状を現すことがある。
発症の原因	腸内腸内菌叢の環境悪化や免疫力の低下で増殖する。抗生物質や避妊用ピル、或いはコーチゾン、制酸剤を連用したり、ひどいストレスを受けるというような条件で増殖する。カンジダ菌は糖質で増殖し、脂肪過剰で死ぬ。糖質の多い食事、特に砂糖の多い食事がカンジダを増やしている。ビタミン、ミネラル不足による免疫能低下も原因となる。
治療	舌の白苔を培養したり、血中のカンジダ抗体の検査で診断される。治療は簡単ではない、カンジダ菌を抑制するにはかなり長期の期間3〜6カ月を必要とすると言われる。病院で貰う薬としてナイスタチン、ミコナゾールなどがあり有効だが再発しやすいので、1年間カンジダの増えない腸内環境を整備したい。
栄養の注意	食品に含まれている防腐剤や抗生物質、それにストレスは腸内菌叢を変え、カンジダ菌が増殖する環境になりやすい。砂糖と菓子類、甘い果物などがカンジダ菌の好物であり、増殖を促す。カンジダ菌に類似のイースト菌を使ったパン、酵母を使った味噌、醬油など発酵食品はカンジダの増殖を促す成分を含むと考えられている。
改善の基本食	食事は砂糖、果物、酵母製品を排除しなければならない。玄米や粟、黍が良い、糖質総量はやや減らし、野菜と魚、肉類を増やす。
乳酸菌の効果	ビフィーズス菌や乳酸菌を摂取すると、良い腸内菌叢環境を作りカンジダ菌の増殖が抑制される、乳酸菌の餌にヨーグルトや野菜の繊維が必要である。
ビタミンC 亜鉛とA にんにく	免疫力を高め、腸や腟のｐＨを酸性にして乳酸菌の増殖を助ける。免疫を高め、カンジダを攻撃するＴ細胞の産生を促す。抗カンジダ作用を持つ食品として、にんにくが知られている。蜜蜂製品のプロポリスにも抗カンジダ作用を期待できる。

高血圧のお話

血圧　　　　　心臓から出た血液が全身を回るために必要とする圧力だが、高い圧力が不必要に続くと、動脈や心臓に問題が起こる。
　　　　　　　　動脈では破綻を起こして出血したり、動脈が詰まって、心臓では心筋梗塞や心不全、脳では脳卒中、腎臓では腎不全などの病気を引き起こす。

血圧の値　　　高血圧の数値として世界保健機構が２０００年に決めたのは
　　　　　　　　　　１４０／９０　ｍｍＨｇ以上　　　　　高血圧
　　　　　　　　　　１３０〜１３９／８０〜８９　　　　　正常高値
　　　　　　　　　　１２９／７９　以下　　　　　　　　　正常血圧

正常高値　　　５年くらい経つと、２割前後の人が高血圧になってしまう可能性があり、要注意の範囲であり、生活習慣を改善して血圧改善の努力が必要。

家庭血圧の測り方　しばらく安静にして、カフを左上腕、心臓の高さの位置に巻く、１〜２分間隔で２回以上測る、２回測定した値の差が５ｍｍＨｇ以上あれば、１〜２分後に更に測る、差が５ｍｍＨｇ以内となれば、２つの値の平均値が血圧値である。
　　　　　　　　家庭血圧の判断基準は、病院血圧と異なって、
　　　　　　　　　　１３５／８０以上　　　　　　　　　　高血圧
　　　　　　　　　　１２５／７５以上　　　　　　　　　　高血圧の可能性
　　　　　　　　　　１２５／７５以下　　　　　　　　　　正常値

生活習慣　　　非常に重要な要素で、高血圧もある意味では生活習慣病と言える。
　　　　　　　　高血圧を起こしやすくし、高血圧を増悪させる因子は、
　　　　　　　　塩分やアルコールの摂りすぎ、運動不足、肥満、ストレス、喫煙がある。
　　　　　　　　まずこれらの生活習慣を改善して、血圧の様子を見ることが肝要。

軽症高血圧　　危険因子を持たない人は６か月、危険因子を少し持つ人は３か月間、生活習慣の改善をはかって、血圧の低下を観察する。
　　　　　　　　血圧を再測定し、１４０／９０　ｍｍＨｇ以上ならば薬物療法が始められる。
　　　　　　　　高リスク群では直ちに薬物療法と生活習慣の修正をはかる。

高血圧の栄養療法　血圧高値および軽症高血圧の人を対象として
　　　　　　　　〇カルシウム６００ｍｇを摂る。
　　　　　　　　　血圧降下の報告がある、カルシウムは筋肉の収縮に働くので心臓や血管に有用である。
　　　　　　　　〇マグネシウム３００ｍｇを摂る。
　　　　　　　　　筋肉をリラックスさせ、血管を調整し血流をよくする、血液中のカリウムとナトリウムのバランス維持を助ける。
　　　　　　　　〇カリウム。野菜、果物を十分に摂る、血圧を下げるのに効果的である。
　　　　　　　　〇ビタミンＣ２０００ｍｇを３回に分けて摂る。
　　　　　　　　　アセチルコリンによる血管弛緩反応を増強し、ノルアドレナリンによる血管収縮反応を抑制することが分かった。
　　　　　　　　〇ＣｏＱ10。３０ｍｇを摂る。
　　　　　　　　　高血圧の３分の１以上の人が、ＣｏＱ10不足と考えられている。
　　　　　　　　〇オメガ−３油。魚油、えごま油は、降圧作用を持つ。

低血圧のお話

低血圧　　循環系の収縮期と拡張期の機能不全で、疲れやすく、免疫が低下し、感染やアレルギーにかかりやすい。ビタミンC、フラボノイドの不足による結合組織の生成の不完全が影響していると考えられる。

一般的には最高血圧が１１０〜１００ｍｍＨｇ以下を低血圧とされる。低血圧症には原因のわからない本態生低血圧と、原因のわかっている二次性低血圧がある。低血圧は若い女性に多く、やや痩せ型で筋肉の弱い人に多くみられ、血管壁は、普通、たるんだり伸びたりしている。就床位から急に立ち上がったときに、血圧が低下し、立ち眩み、めまいが起こるのを起立性低血圧という。

症状　　血圧がやや低いだけでは無症状のこともある。低血圧では、血流が低下し、酸素と栄養素の供給が不十分になりやすいため、色々な症状が起こりやすく、血圧が低下する時間帯に症状が重くなる。
症状は、疲れやすい、スタミナがない、頭重、頭痛、めまい、立ちくらみ耳鳴り、肩こり、食欲がでない、吐き気、不眠症、手足が冷えやすい、暑さ寒さに敏感、激しい運動で脈拍が早くなる、性にほとんど興味がない、普通の人よりより多くの睡眠を要し、寝覚めが悪く、朝すっきりと起きられない、しばしば疲れたまま目覚める、午前中ボーッとしている、手足が冷える、腰痛などが起こりやすい。

薬物療法　　本態性低血圧は、苦しむ症状がなければ、特に治療の必要がなく、生活習慣や栄養の改善で良くなるが、日常生活に支障を来すようであれば医師に相談したい。昇圧剤は症状の改善に有効で、副作用の少ないものが多い。また、適当な漢方薬を使うと自然に血圧が上昇し、体調が良くなることが多いようである。
瓊玉膏、真武湯、半夏白朮天麻湯、八味丸、補中益気湯、当帰芍薬散、十全大補湯、六君子湯など。

栄養で改善　　カロリー、タンパク質、ビタミンＣ、フラボノイド、Ｂ群、特にＢ５などが少しでも欠乏すると、血圧が低下傾向になる。
副腎ホルモンは、体内の塩分、水分の保持に働くので、減少すると低血圧になりやすい。ビタミンＢ５、Ｃなど副腎の機能回復に特に必要である。

必要な栄養素　　食事は、タンパク質と、全ての栄養素を充分に含むものが望ましい。
過度の塩分が排泄されているので、標準的な血圧に達するまで、塩分を含んだ食品、または塩番茶などを、毎日摂るのがよい。

生活習慣　　低血圧の人は、朝起きるのが苦手で、夜は比較的楽なため、宵っ張りの朝朝寝坊の生活になりやすい、規則的な生活を取り戻すようにしたい。
また、ヨガや軽い運動を始めたい、よく歩くことも大切である。
タバコ、コーヒーなどは控え、アルコールも飲み過ぎないこと。

妊娠と栄養(1)

妊娠と栄養　母親が妊娠前と妊娠中に適正な栄養を摂取することは、楽な妊娠経過と安産、母体の健康を保ち、最も有効な赤ちゃんに対する手当となる。そして、栄養的にバランスの良い食事をとってきた女性は健康な赤ちゃんを生む可能性が高い。

栄養剤の摂取は　全ての栄養素が妊娠中の母親に必要であり、妊娠中は栄養素の必要量が増加する。栄養補助食品の摂取は母親と子供の状態を向上させる。しかし、妊娠中の栄養剤の摂取については、異論もあり、妊婦は栄養剤や他の薬の服用については主治医に相談した方がよい。

妊娠中の食事　妊娠中の栄養は適量のタンパク質と十分なビタミン、ミネラルが必要である。砂糖や油脂はカロリーが多く、微量栄養素に欠けている。また、白米と白い小麦粉製品も体内の栄養素を消耗することになる。妊娠中の食事として、主食は胚芽米、粟、稗、黍、大麦で、パンは全粒パン、副食は魚介類と赤身の肉、乳製品、豆類、野菜と果物が薦められる。

栄養素の不足　妊娠中に欠乏しやすいビタミンとミネラルは、葉酸、B6、鉄、カルシウム、亜鉛と報告されている。カルシウムは乳製品と、丸ごと食べる小魚で補給できるが、葉酸とB6、鉄、亜鉛の必要量を食事から摂るのは難しいので栄養剤として摂取が薦められる。

葉酸の重要性　最近、複数の研究から無脳症や二分脊椎など新生児の先天性欠損の多くは、葉酸の欠乏に起因するものと見られるようになった。胎芽の脳と脊髄になる部分は妊娠6週迄につくられるが、6週では妊娠に気づかないことが多いので、米公衆衛生総局は、妊娠可能な女性の全員が1日400μg以上の葉酸を摂取するよう呼びかけている。400μgの葉酸摂取は食事からはかなり難しい。［葉酸含有量表］を見れば、高濃度に葉酸を含む食品はレバー類である、レバーを40g摂ると100μgの葉酸が摂れるが、同時にビタミンAを1万6千単位摂ることになり、A過剰摂取につながり妊婦には望ましくない。

鉄の補給　妊娠中の鉄必要量を食事のみで補うことは通常不可能であり、鉄剤の投与が望ましいが、妊婦の吐き気は鉄剤投与で増悪するから、妊娠中期から鉄剤を与える。

B6の補給　ビタミンB6は妊娠中と授乳中、数カ月間は、脳の形成に不可欠である。脳の発育期におけるB6不足は後遺症の原因になるといわれる。また、妊婦のB6不足と、新生児の死亡、低体重、奇形、免疫力の弱さが関連するという説がある。タンパク質60gの摂取でB6が1.2mg必要だが、妊娠中のB6の栄養状態を正常に保つには更に数mgの付加が必要である。

亜鉛の補給　胎児の亜鉛必要量は妊娠末期に最大となるが、妊娠初期でも臓器形成に特に必要である。妊娠中は亜鉛3〜5mgの付加が必要である。

妊娠と栄養 (2)

流産	流産は、感染、栄養素欠乏、エネルギーやタンパク質のひどい不足、抗生物質の服用、食品や水、空気中の毒物、環境の化学物質、飲酒喫煙、胎児の異常などが原因と考えられる。 研究によれば、流産しやすい女性が、十分な量のビタミンE、C、バイオフラボノイドと葉酸を摂れば、流産防止に効果があるという。
吐き気	妊婦の朝の吐き気は、頻繁に食べたり飲んだりして血糖を上げるようにし、生姜を食べるのも効果がある。また、吐き気はB群で緩和する。吐き気にはビタミンB6、25mgを毎食後に摂ると効果的である。
妊娠中毒症	妊娠中毒症の原因は、多分利尿剤の使いすぎか、栄養素欠乏による。 動物実験では、マグネシウム、B6、コリン、タンパク質を欠乏させた資料を与えると妊娠中毒症に良く似た症状を呈する。
出産障害	出産障害は遺伝のこともあるが、環境毒物、ウイルス、細菌感染、寄生虫栄養素欠乏などで起こる。栄養素では、どの種類のビタミン、ミネラル酵素の欠乏も、死産、低体重児、脳障害児、免疫力の弱い子をまねく可能性が高くなる。母親がタバコ、アルコール、食品添加物、薬品をとることが胎児の酵素系や発育因子の妨げになる可能性がある。
B群	胎児のB群代謝の障害は奇形や異常を起こす可能性がある。
ヨード	妊娠中のヨード不足は知恵遅れの原因となりうる。
ビタミンK	抗生物質はB群とビタミンKを破壊する、ビタミンKやC、バイオフラボノイドの欠乏は毛細血管を脆くし胎盤の出血を招くことがある。
Ca、Mg、B6	神経過敏、不眠、筋のけいれんはカルシウム、マグネシウム、B6欠乏の徴候かも知れない。
蛋白、Ca、鉄	タンパク質、カルシウム、鉄は骨、組織、血液、体の発育に特に必要である。鉄は貧血と母親の出産時の過剰な出血を防ぐ。また十分な鉄補給は流産と奇形を防ぐ可能性がある。
精神状態	B群、タンパク質、カルシウムは妊娠中の精神状態を正常に保つ。
むくみ	B6は妊娠中の水分停滞を調整する。C、Eにも利尿作用がある。
陣痛	カルシウムとDは痛みを緩和する。病院での、陣痛から出産までの間
安産	適量のカルシウム摂取により、多くの女性が安産であった。
腟の健康	Eは過敏性を抑え、腟組織の伸縮性と拡張性を増加する。
出産	亜鉛は筋力を保ち出産の困難を緩和する。十分なタンパク質、マグネシウム、カリウム、必須脂肪酸、Eは出産を容易に、早くする。
妊娠後期	妊娠後期と出産後は、ビタミンB1の必要量が増大する。 妊娠後期になると胎児の骨形成のためのカルシウム必要量が増加する。 造血のための鉄(キレート型)、出産障害を防ぐための葉酸を含んだ良いマルチビタミン剤にカルシウムとその半量のマグネシウム付加が補給剤として望ましい。

子供の栄養とアレルギー

子供と栄養　遺伝、環境、栄養が子供の成長と発達に関係する重要な要素である。
特に栄養が子供の健康な成長と発達に大切である。
子供は急速に発育し、活発に活動するので、とりわけエネルギーが必要である。また子供は大人と変わらぬくらい栄養素を必要とする。

タンパク質　魚、鶏、卵、チーズ、赤身の肉(ステーキ、ロースト、ハンバーグは控えめに)が良い補給源、牛乳は飲み過ぎない。植物タンパク質を十分に摂りたい。玄米や全粒粉に豆類を併せると、良質の植物タンパク質源となる。

脂肪　脂肪を摂り過ぎない。肉の脂肪は少なめに(バター、チーズ、卵が良い)。ナッツ類から適量の脂肪を、新鮮な魚の脂肪は十分に摂りたい。

糖質　白米、白い小麦粉製品、砂糖など加工品は控えめにしたい。玄米(消化に問題があれば胚芽米)や全粒粉パン、豆、野菜、果物から糖質を摂りたい。問題のある子は、B群ビタミンの必要量が高いように思われるので適量のサプリメントを与えることは有益である。

母乳児　母乳児に湿疹、皮膚障害、耳の感染、耳管閉塞、消化障害、睡眠障害などが起こるなら、母親の食事に問題があると考えられる。

副腎の疲弊が　お母さんの副腎が疲弊していると、赤ちゃんの副腎はコーチゾンを作れない、赤ちゃんはアレルギーを持ちやすくなる。
副腎がホルモンを作らないと、血糖が低下し、甘いものが欲しくなり疲れやすくなる。アレルギーは血糖が下がったとき、最もひどくなる
一晩中食べないので血糖が下がり、喘息は朝おきやすくなる。

食物アレルギー　アレルギーを持つ子供に学習に意欲のわかない子がいる。脳の機能の僅かな低下と言われるが、アレルギーが進行すると脳機能低下も進む。
脳アレルギー　一般的なアレルギーの徴候は、同じ子供達より読み書き算数が遅れている。不器用または手先が不器用、過動症、おしゃべり、秩序だって考えられない、衝動的、非社交的、学校に従わない、落ちつきがない、いらいら攻撃的、注意力散漫、協調性が悪い、話し方の進歩が遅い、脳波の異常などである。

未消化の食物が　私たちは食べた物が消化しないとアレルギーが現れることになる。未消化の成分は血流に入り侵入者と間違えられる。侵入した花粉や塵と同様にである。

ビタミン　ビタミンとミネラルはアレルギーを除くように働く。
ビタミンCとE、Aは細胞の健康に特に重要である。この栄養素とレシチン、乳酸菌またはヨーグルトを摂れば副腎の健康が保てる。
タンパク質の消化には、適量の胃酸と消化酵素の働きが大切である。
ペプチドはアレルギー性を持ちやすいが、アミノ酸まで分解すればアレルギー性は全く無い。胃の弱い人は消化剤が必要となる。

子供の栄養と知能

栄養素要求量　遺伝的に特定の栄養素を多量に必要とする人が依存症として知られているが、ロジャー・ウイリアムスは、正常と見える人でも栄養素の必要量の個人差は２０倍の違いがあると言っている。

脳と栄養素　コットは脳に問題がある場合には、常にビタミンＢ１、Ｂ３、Ｂ６、Ｂ１２葉酸、ビオチン、Ｃのレベルが低いと言っている。

栄養とＩＱ　知恵遅れの子供の場合も、ある種のＢ群の要求量が多いのかも知れない。ルース・ハーレル博士の１９８１年に報告された実験によれば１６人のＩＱＳ１７〜７０の知恵遅れの子供を２群に分け、１群には標準量のマルチビタミン剤に高単位のＢ群を足したものを与え、別の１群は偽薬を与えた。４カ月後ビタミン群はＩＱＳが５〜１０ポイント上昇した。偽薬の群は変化がなかった。次の４カ月は、２群が交代したその結果ビタミン群はＩＱＳが１０．２ポイント上昇した。
５人の子供はそのまま８カ月のみ続け、ＩＱＳが１６ポイント上昇した。４分の３はダウン症候群でＩＱ１０〜２５の子であるが、ＩＱだけでなく肉体的にも進歩した。
驚いたのは、知恵遅れのひどい７才の子で、おむつを当て、しゃべれず服も着れず、ＩＱは２５〜３０であったが、投与数週間後には話し始め更に数週間後には読み書きを始めた。９才になって、小学校レベルで読み書きができた。算数が徐々に進歩し、スケートボード、自転車に乗りフルートが吹けるようになった。ＩＱはほぼ９０である。
彼の生後７年間の生活を考えると痛ましい限りである。

小学校での実験　ある小学校の先生が栄養に興味を持ち、生徒の同意を得て、クラスを２つに分け、１群にマルチビタミン剤を、他の１群にはキャンディを与えた。１学期（６カ月）後の比較では、欠席数がビタミン群は１２、キャンディ群は５８、遅刻は３６回と６５回、ＩＱではビタミン群が４．８２ポイント上昇し、キャンディ群は１．８８ポイント低下した。

実験の結論
①良い食事は明らかに、正常な子も知恵遅れの子もＩＱを高める
②ビタミンＣ、Ｂ１、Ｂ２、Ｂ３、鉄はどのテストでも、明らかに正常な子の　ＩＱを高める。
③ビタミンＣが十分に与えられるとＩＱが高まる。
④グルタミン（アミノ酸）は全ての年代の知恵遅れの子のＩＱを高める。
⑤レシチンとＢ１は、正常な高校上級生の書き、計算する能力を必要と　する行動を明らかに高める（二重盲検法で）。
⑥ビタミンＢ３は、全ての年代の知恵遅れの子の記憶力を高める。
⑦ビタミンＢ１は明らかに子どもの知能的行動を高める。
⑧ビタミンＥは、子どもの潜在的知能を向上させ、ダウン症候群の子の　知能を高める。

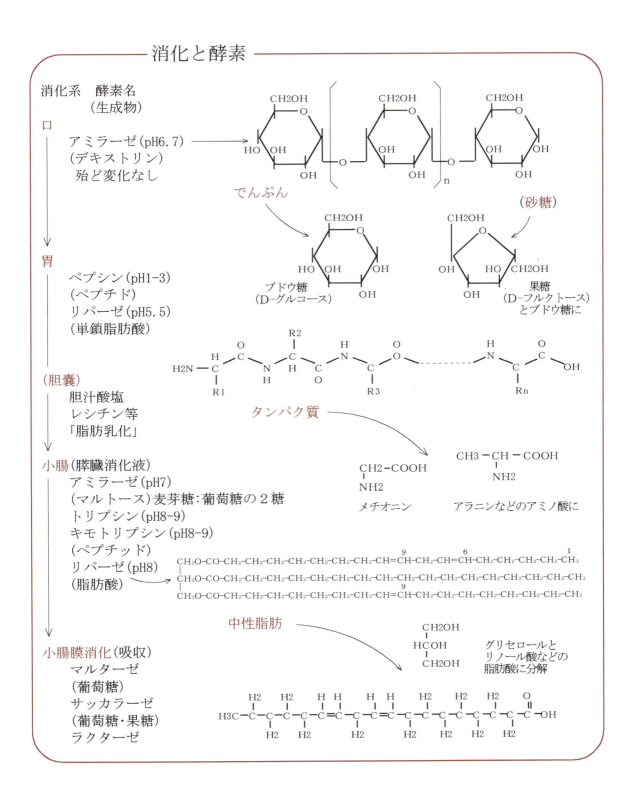

老化と栄養(1)

老化　　　　　老化は自然な生化学的な過程だが、早すぎる老化や死は不適当な食事と生活によると考えられる。

高齢者の食事　先進国で寿命の延長が見られる。寿命の延長が、老化によって起こる栄養素の摂取と吸収の不十分なために生ずる、病気や精神的苦痛を一部の高齢者にもたらす結果となっている。
高齢者ではエネルギーの必要量は低下するが、ビタミンやミネラルの必要量はかえって若い人より多めが良いと考えられている。

不足栄養素　　高齢者の多くは乳製品、果物、野菜、肉を十分に食べていない。高齢者が摂っている食品を見ると、ビタミンA、B1、B2、B6、B12、葉酸、C、Dが十分ではない。また、ミネラルではカルシウム、リン、鉄、亜鉛が不足しがちであることを示している。

消化力の低下　栄養のあるものを食べ、ビタミンの錠剤を服用したとしても、栄養欠乏になりうる。年をとると胃酸の分泌が少なくなり、このため多くの重要な栄養素の吸収が低下してしまう。タンパク質、鉄、亜鉛、カルシウム、ビタミンA、ビタミンE、葉酸、B12などが影響を受ける。
多くの老人がそれと気付かないうちに潜在性欠乏症にかかっており、これが痴呆など精神的な或は身体的な問題の原因となっている。
高齢者には、より吸収されやすい、ペプチッド化されたビタミン、ミネラル剤が薦められる。

薬の用量に注意　60才であれば、30才の体と異なる反応を示す、薬物の吸収、代謝、輸送、排泄の能力が低下している。胃は酸性度が低く、ある血管は詰まっているかも知れない。これは薬の吸収と輸送に影響する。薬を分解する肝臓、排泄する腎臓の働きが何割か低下している。そのため薬が組織により、永く停滞して効き目が強く現われる。一般的に年をとると薬に対し敏感になり、少量で同じ効き目を示すようになる。

免疫の低下　　年をとると免疫系が低下して、細菌やウイルス、ガン細胞を攻撃排除する力が弱まってくる。また、時々胸腺は自分の細胞を攻撃するよう誤った指令を出すようになってくる。

胸腺の栄養　　ビタミンA、C、E、亜鉛、セレン、システインは胸腺の拡大と機能の増進に効果的である。

ビタミンの効果　ランセット発表のチャンドラ教授の研究によれば、高齢者96名のボランティアに、偽薬とビタミン剤を投与して、効果を検討した。ビタミン投与では、高齢者の低下している免疫能の改善が認められ、更に、平均感染罹患日数が、偽薬の人が48日／年に対しビタミン服用群は23日／年と統計学的に有意に短縮していた。この有効性は、血中各種ビタミンが低レベルの人に限らず、ビタミンが正常レベルの人にも観察された。ビタミンA、E、Cの有効性が特定されている。

老化と栄養(2)

老人性痴呆	現在約１５０万人の痴呆患者がいると言われる。痴呆の中でも、特に多いのが、アルツハイマー型痴呆と脳血管性痴呆とで、この２つと両方合併している型を合わせると、痴呆全体の８０〜９０％を占めることになる。
老化を防ぐ栄養	全ての栄養素は、オーケストラのように協同して働くので必要だが特に早すぎる老化の抑制には、ビタミンE、C、B12、葉酸、亜鉛マグネシウム、セレンが重要である。
アセチルコリン	老化の過程で神経伝達物質の生合成や働きが低下する。痴呆症状には数種類の神経伝達物質の不足がある。アセチルコリンギャバ、ドーパミンなどである。 アセチルコリンは、性の感情や記憶学習に働く神経伝達物質で、濃度が低いと、忘れっぽくなり、集中力の低下、不眠、筋肉の協調性が低下する。アセチルコリン生合成には、卵、魚に含まれるコリンとB5が必要である。
ノルアドレナリン	性と記憶学習に作用する他の神経伝達物質にノルアドレナリンがある。脳でこの濃度が低いとうつ状態になる。生合成はフェニルアラニンやチロシンが必要で、卵やチーズに含まれる。
セロトニン	鎮静効果を持つ神経伝達物質のセロトニンが欠乏すると、老人に多い睡眠障害を起こす。牛乳、バナナに多いトリプトファンから合成される。
B12 葉酸 C	老人性精神病の５８％にB12欠乏がある。老人になって初めて現れる分裂病に、B12を１ｍｇ、週１〜２回の注射が効果的だとされる。 自分の身の回りのことができない老人の６７％が葉酸欠乏であった。老人の錯乱は痴呆とされるが、C不足の事がある、１日１ｇを３週間続けて効果的である。
DHA	DHAは速やかに、脳のシナプス、ミトコンドリア、小胞体の膜に取り込まれる。高齢な者ほど、脳の脂質のDHAの割合が低い。DHAが欠乏すると、記憶学習能を始めとした神経系の機能が低下する。
RNA合成	老化によりRNAの生合成が低下し、記憶力の低下につながる。B12はRNAの合成を刺激する。
凝血とB3	老化により赤血球はくっつきあって塊をつくり、淀みやすくなる。葡萄状の赤血球の塊は、毛細血管を通れなくなり、末梢血管に十分な血液が流れず、脳や心臓が十分な酸素を受け取ることができない。適量のビタミンB3は、赤血球にマイナス電荷を与えて、凝集を抑制し毛細血管の血行を促す、老人の多くは適量のB3で気分が良くなる。

いちょう葉（GINKGO BILOBA）

いちょう葉	いちょうの樹は２億年前のペルム期に誕生したと言われる最も古い植物である。その若葉から最新の製剤が生まれる。２種類の活性成分があり、テルペンラクトンとギンゴフラボン多糖体である。高品質の標準化されたエキス製剤（ＧＢＥ）は、２４％のギンゴフラボン多糖体と６％のテルペンラクトンを含む。
ＧＢＥの働き	①細胞膜を安定させ、組織を強化する。 ②抗酸化作用を持ち、フリーラジカル障害を防ぐ。 ③細胞の酸素利用とグルコース利用を促す。 　これらの作用は、脳組織に特に大切で、脳はフリーラジカルで傷つき易く、酸素不足でも障害され易い。 　ＧＢＥは脳の血行を促進する、特に微小栓塞の影響を受け易い海馬や線条体の血行循環を良くする。 　ＧＢＥは神経細胞レベルで情報の伝達比率を増し記憶を促すだろう。これらの効果で、血管機能不全による精神的退化を逆転させるかも知れない。ＧＢＥの脳血行促進は、海馬のアセチルコリンレセプターを正常化し、コリン作動性の伝播を促し、アルツハイマーによる、精神的退行を遅らせる可能性がある。 　ＧＢＥは血管拡張剤として、血管内皮細胞誘導の弛緩因子とプロスタサイクリン放出を刺激する。 　ＧＢＥは、また、血管を弛緩させる酵素を制限して、血管の良い大きな緊張を刺激する。 　血小板の凝集、粘着、凝塊形成をを抑える。この働きは抗酸化作用と併せ、血小板凝集作用を持つＰＡＦの働きを抑制するようである。 　ＧＢＥのテルペンラクトンは、虚血や低酸素血症から神経細胞を護るようである。この低酸素血症耐容性は脳組織の、梗塞発作、一過性の虚血の治療に効果的であると考えられる。
臨床効果	ＧＢＥが脳の血行を促し、酸素の供給を増やすことは、特に老人で、動脈壁にコレステロールが溜まり、流れが狭くなっている場合に重要である。血流の欠乏は、アルツハイマーや記憶力低下、不安、頭痛、不安、混乱、耳鳴り、めまいに関連し、すべて、改善効果が期待できるかも知れない。 ＧＢＥは手足の血行を良くするかも知れない、それは動脈が狭くなって起こる筋肉の痛み、痙攣、弱りの改善に効果的である。 目や耳の神経に富む繊維の血行を良くすることは、黄斑退行や糖尿病に合併する眼障害の治療に効果的だと考えられる。

ベータグルカン

ベータグルカン

１９４０年代、パン酵母の抽出物が、免疫を刺激すると報告されZymosanと命名、研究された。抽出物はタンパク質、脂質と多糖体の混合物を含み、どの成分が免疫を活性化したかは未知だった。

１９６０～７０年代の研究で、チュラン大学のジルジオ博士などのパン酵母細胞壁の有効成分がベータ１／３／１／６グルカン分子である証拠が蓄積され、さらに純粋なベーターグルカンの抽出に成功した。

１９８０年代後半、ハーバード大学のゾープ博士がマクロファージにベータグルカンのレセプターが存在し、結合によって活性化し、免疫能を刺激することを発見した。以後、数百の臨床研究が報告されベータグルカンの免疫能を促す優れた効果が明かにされた。

優れた製品

ここ数年間に、アメリカでは多種類のパン酵母由来のベータグルカンが発売されており、玉石混交で選択が難しい。

純度が９８％などと高く、マクロファージに抗原としての結合できる１、３グルカン直鎖グルコースに、１、６結合のグルカン側鎖をもち、その分子数も数個以上で、１粒子として直径が３～７ミクロン程度と結合しやすい大きさを持つのが優れた製品だと考えられる。

服用すると

ベータグルカン粒子は酸に安定で、変化を受けずに胃を通過し、腸内にはベータグルカンを分解する酵素がなく、そのまま腸管のパイエル板のM細胞に吸収され、腸粘膜上皮組織を住まいとするマクロファージのレセプターに結合すると、マクロファージが活性化される。

免疫賦活

マクロファージは局所の初期防衛の中心的存在で、活性化により食菌能力を急速に増し、より効果的に病原体を破壊し、しばしば病気を防ぐ。好中球やＮＫ細胞とも協力して、侵入異物の処理にあたるが、もし処理能力を超えると、パイエル板に移動し、待機するT細胞、B細胞に、侵入病原体を消化処理した抗原を提示し、免疫応答がスタートする。

獲得免疫

また、インターロイキン−１などのサイトカインを産生放出してT細胞を活性化し増殖させる。コロニー刺激因子を放出して骨髄の血球産生を促進する。基本的な働きとしてマクロファージは弱った好中球や赤血球、酸化コレステロール、そのた老廃物質を貪食処理する。

放射線から保護

アメリカ陸軍放射線生物学研究所の研究で、ラットに致死量の放射線をあて、その後２０日間ベータグルカンを投与したところ、その７０％が健康を回復し生き残った。

何に

マクロファージの強化、生体の免疫能向上で、治療の手助けになると思われる症状や病気の種類は、細菌やかびおよびウイルスによる感染症慢性的な炎症、慢性疲労症候群、ストレス、栄養不足、老化、ガン、糖尿病高コレステロール血症、酸化傷害、傷の修復、手術、放射線治療、激しいスポーツ、ストレスなどが考えられる。

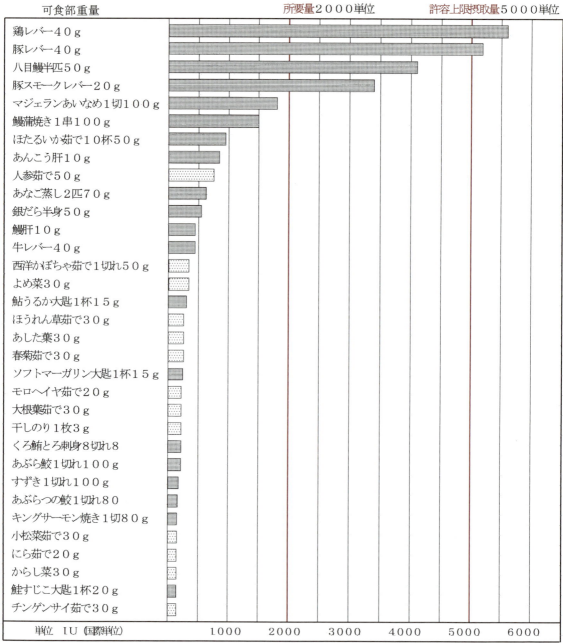

野菜はカロチンによるA効果を現わす。
妊婦は５０００単位以下の摂取が薦められている。

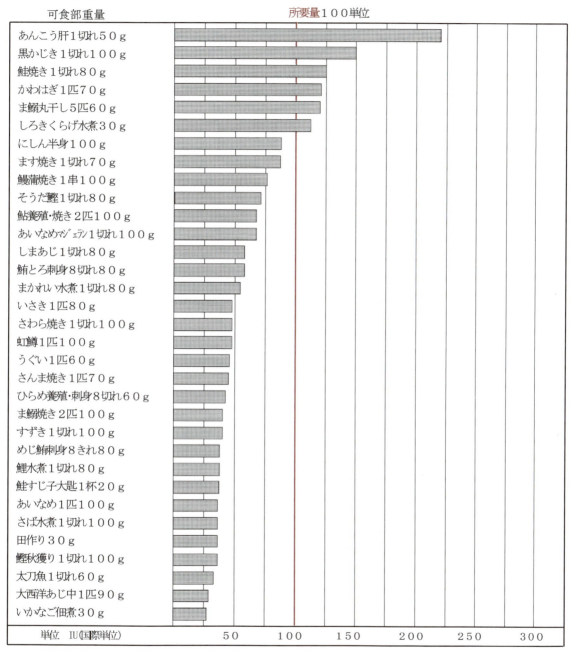

成人男子所要量は１００単位、許容上限摂取量は２０００単位。
ビタミンＤ１μ＝４０単位ｇ

Eを多く含む食品

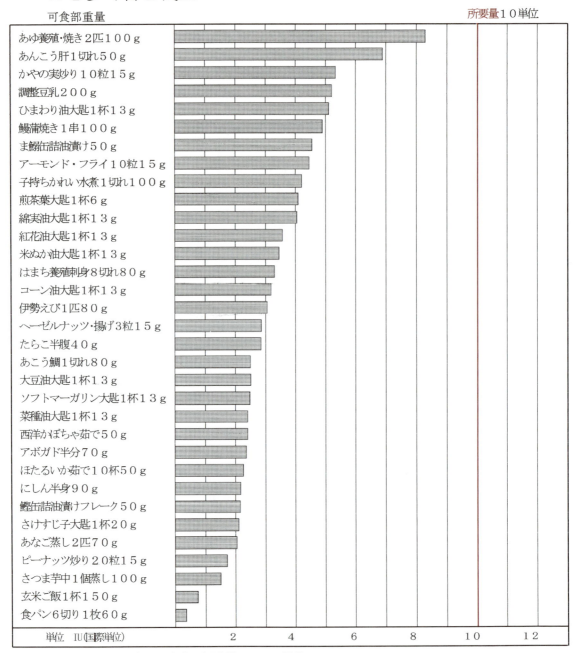

成人男子所要量は１０単位、許容上限摂取量は６００単位。

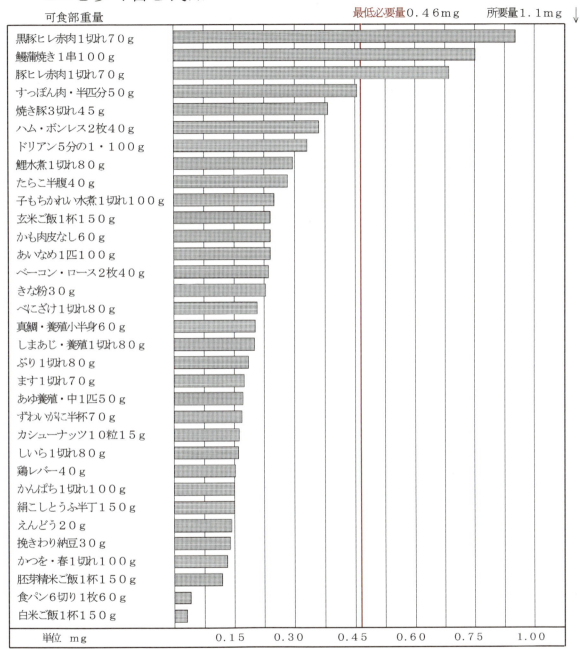

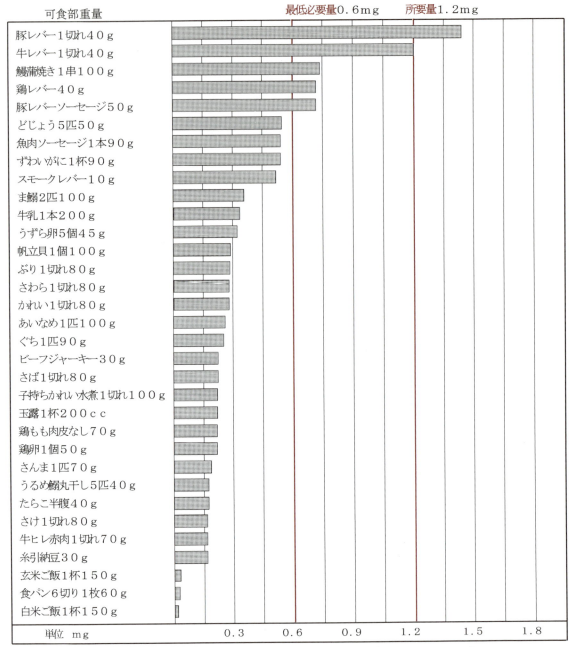

成人男子所要量は1.2mg、欠乏症発現の境界最低摂取量は0.6mg（2000Kcal）。

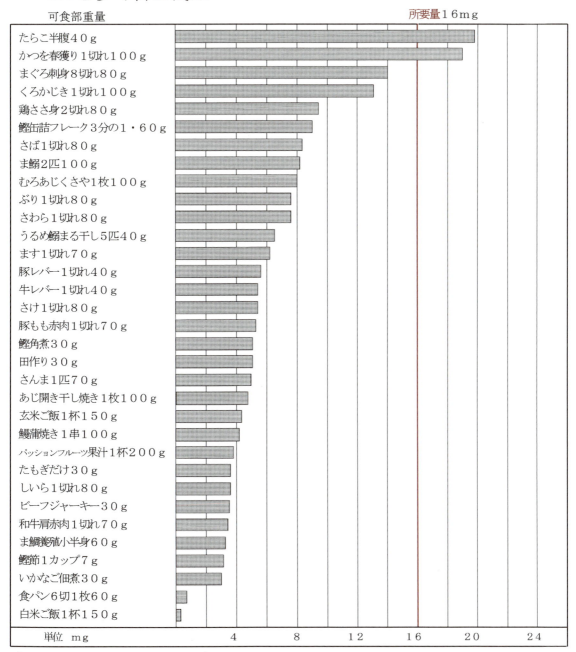

B3を多く含む食品

可食部重量　　　　　　　　　　　　　　　　　所要量16mg

食品	mg
たらこ半腹40g	20
かつを春獲り1切れ100g	19
まぐろ刺身8切れ80g	14
くろかじき1切れ100g	13
鶏ささ身2切れ80g	10
鰹缶詰フレーク3分の1・60g	9
さば1切れ80g	8
ま鯛2匹100g	8
むろあじくさや1枚100g	8
ぶり1切れ80g	7
さわら1切れ80g	7
うるめ鰯まる干し5匹40g	7
ます1切れ70g	6
豚レバー1切れ40g	6
牛レバー1切れ40g	6
さけ1切れ80g	6
豚もも赤肉1切れ70g	5
鰹角煮30g	5
田作り30g	5
さんま1匹70g	5
あじ開き干し焼き1枚100g	4
玄米ご飯1杯150g	4
鰻蒲焼き1串100g	4
パッションフルーツ果汁1杯200g	4
たもぎだけ30g	3
しいら1切れ80g	3
ビーフジャーキー30g	3
和牛肩赤肉1切れ70g	3
ま鯛養殖小半身60g	3
鰹節1カップ7g	3
いかなご佃煮30g	3
食パン6切1枚60g	<1
白米ご飯1杯150g	<1

単位 mg

成人男子所要量は16mg、許容上限摂取量は30mg。
体内でアミノ酸、トリプトファン60mgが、ビタミンB3の1mgに転換されうる。

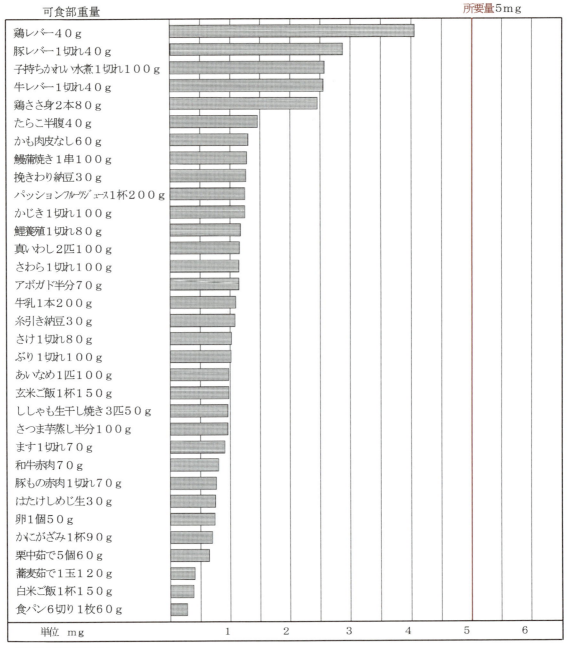

B6を多く含む食品

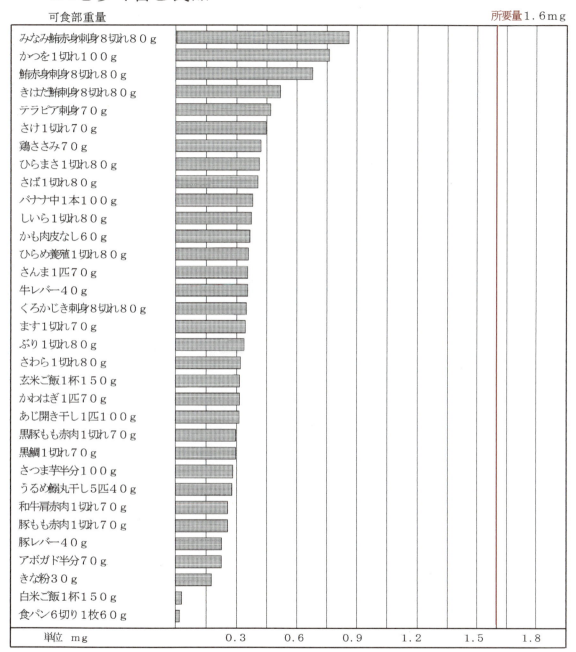

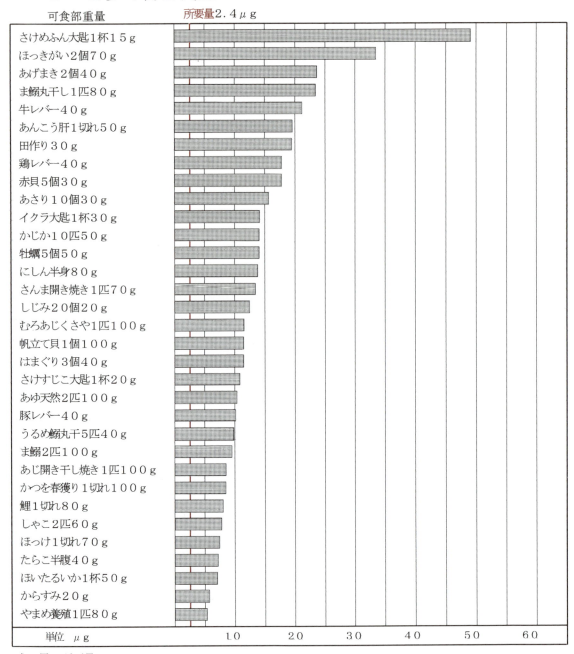

葉酸を多く含む食品

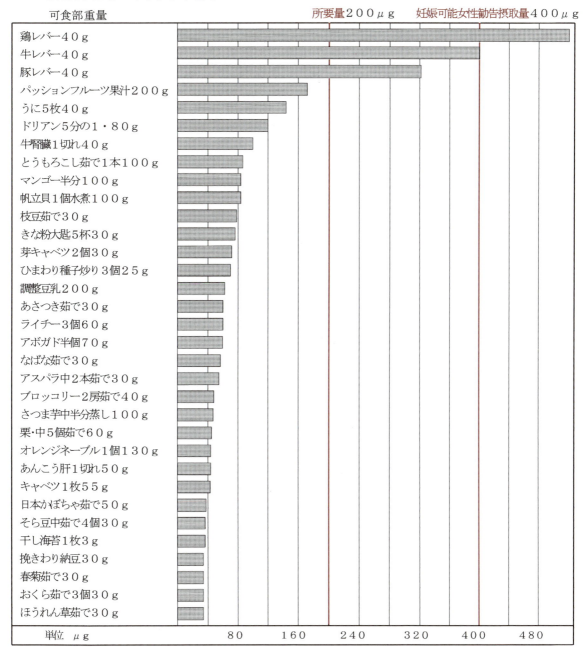

成人男子所要量は２００μｇ、妊娠可能女性は奇形児を防ぐために４００μｇ以上摂取が薦められる。

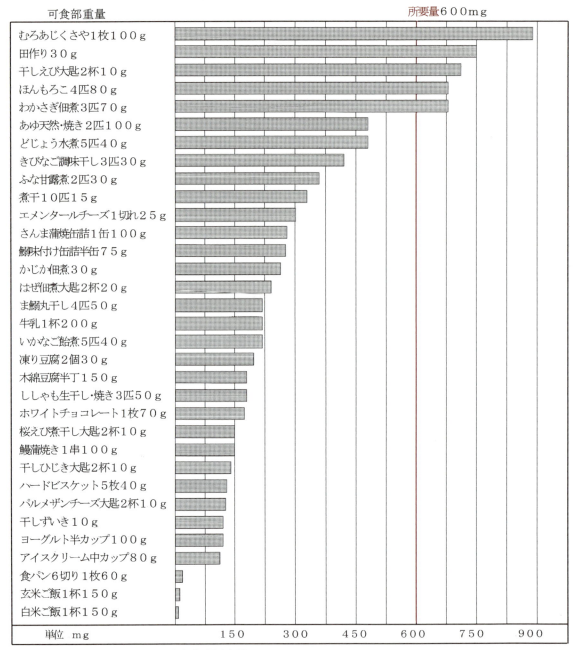

マグネシウムを多く含む食品

可食部重量　　　　　　　　　　　　　　　　　　　　　　　所要量３２０ｍｇ

かぼちゃ種子味付け１５ｇ
玄米ご飯１杯１５０ｇ
きな粉大匙５杯３０ｇ
絹ごし豆腐半丁１５０ｇ
干しひじき大匙２杯１０ｇ
西瓜種子味付け１５ｇ
田作り３０ｇ
ブラジルナッツ味付け５粒１５ｇ
削り昆布１カップ１０ｇ
油揚げ１枚４０ｇ
ミルクチョコ１枚７０ｇ
蕎麦茹で１玉１７０ｇ
うるめ鰯丸干し５匹４０ｇ
ココア大匙２杯１０ｇ
かつを春獲り１切れ１００ｇ
アーモンド１０粒１５ｇ味付け
八頭水煮２個１００ｇ
ひまわり種子味付大匙１杯１０ｇ
とうもろこし茹で１本１００ｇ
胡桃６個炒り２５ｇ
カシューナッツ味付１０粒１５ｇ
かにがざみ１杯６０ｇ
凍り豆腐２個３０ｇ
バナナ中１本１００ｇ
ピーナッツ炒り２０粒１５ｇ
糸引き納豆３０ｇ
ししゃも生干し焼き３匹５０ｇ
いかなご飴煮３０ｇ
パパイア半分１００ｇ
松の実炒り大匙１杯１０ｇ
アボガド半分７０ｇ
食パン６切り１枚６０ｇ
白米ご飯１杯１５０ｇ

単位 mg　　　６０　　１２０　　１８０　　２４０　　３００　　３６０

成人男子所要量は３２０ｍｇ、許容上限摂取量は７００ｍｇ。

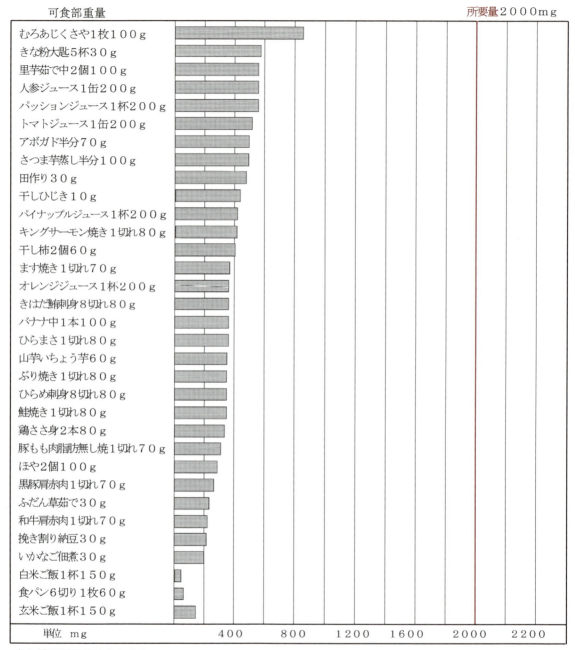

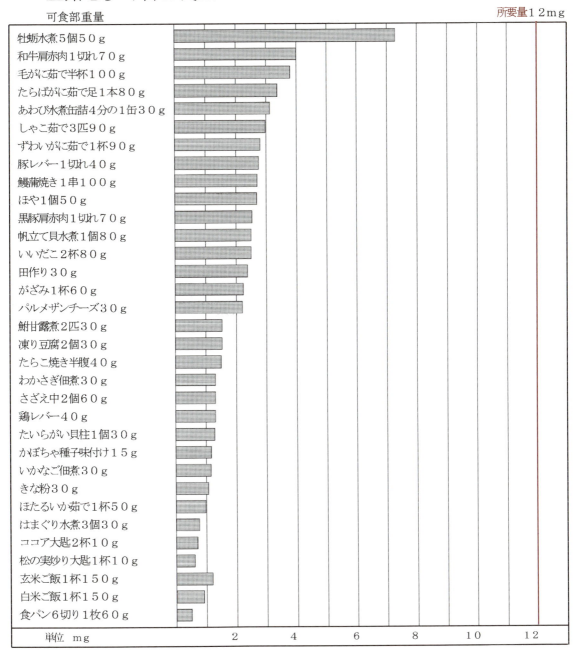

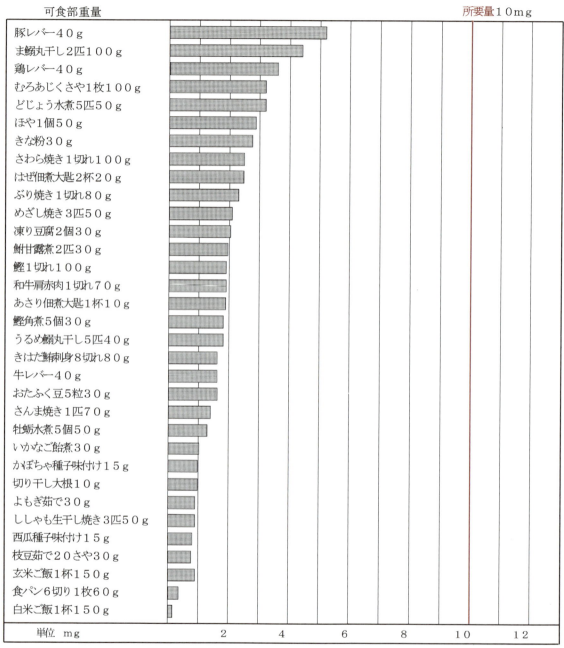

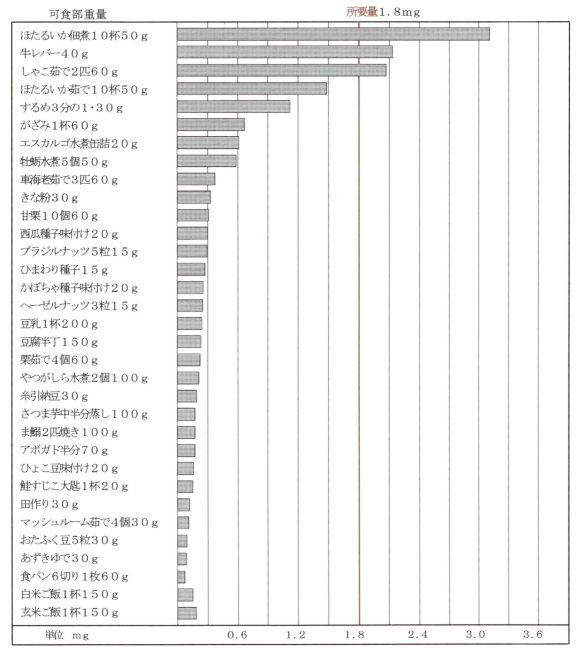

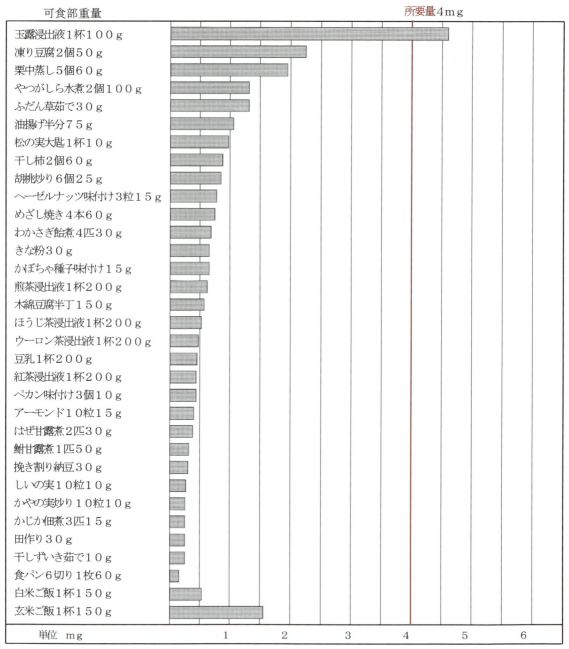

気分 精神状態

症状	栄養素
うつ状態、緊張性頭痛に	B群
うつ病を改善	B群 B1 B3 B5 B6 B12 葉酸 ビオチン Mg Se Cr Cu
神経系、皮膚、目の健康を維持	B2
神経質、神経過敏の改善に	Mn
不安	B2 B3 B12 Ca Mg K
分裂病、てんかんに	葉酸 Mn
神経過敏	B3 B5 B6 Mg K Mn
精神病症状の改善に	Mg
精神病、自閉症	B5
精神錯乱、記憶喪失に	B12
不機嫌	B5 B12
ヒステリック	B6
内気、神経過敏、音に過敏	B6
いらいら、ストレスを緩和	B1 B5
興奮しやすい、喧嘩早い、頭痛	B5 D レシチン
集中力低下、過動症、不安、神経質に	B群 B6 B12
忘れっぽい、痴呆	B6
疲れやすい	A B1 B2 B3 B5 B6 B12 葉酸 ビオチン C Mg K Fe Zn Se Cu Mn
疲れやすい、不眠、貧血に	B群 B6 B12 CoQ Fe Cr Se
てんかん、分裂病を緩和	B2 B5 B6 Mg Cr Se Mn
注意力欠如	Ca Mg
学習能力低下	B6 B12

神経

症状	栄養素
ある種の神経障害を治療	B12
三叉神経痛	B1
神経、筋の健康維持	B群 B1 B6 Ca Mg レシチン
回復不能の神経障害	B12
神経、皮膚、髪、ホルモン腺健康維持	B群
神経炎、しびれの改善	B6 Ca Mg レシチン
刺すような神経痛、麻痺を緩和	B12
焼けるような感覚	B5
神経炎、顔面神経麻痺	B群 B1 B6

ストレス

症状	栄養素
ストレスを緩和する	B群 B1 B2 B3 B6 B12 葉酸 K Fe Cr
いらいら、ストレスを緩和	B1 B2 B5
ストレス、うつ、不眠症を緩和	B2 Ca

髪

症状	栄養素
毛が裂け切れやすい	Zn
若白髪を防ぐ	葉酸 ビオチン Cu
脱毛しやすい	A B群 B3 B5 B6 B12 葉酸 ビオチン Mg Zn Se
髪を若返らせる	B5
髪の伸びが遅い	Zn
灰色の髪を改善する	ビオチン
貧弱な毛髪改善に	Mn
髪にふけが溜まる	A B6 Zn Se

顔

症状	栄養素
顔色が悪い	B12 葉酸 Fe
顔、髪に艶がない	A E
顔の脂症、皮膚炎、にきび	B6
脂漏性皮膚炎の治療	B2 レシチン

酒渣の改善	B2 B12
しわ､しみを防ぐ	E
にきび､日焼け､シミ	C E
脂肌､老人シミに	B群
にきびができやすい	A B群 B2 B5 B6 葉酸 C E K Zn Cr Se
日焼け､肌荒れ､網膜出血	A K
瞼がぴくぴくする	B6 Mg

目

薄暗い所で見えにくい	A Zn
眼精疲労､夜盲症予防	A
眼性疲労､弱視に	A B群
近視になりやすい	D
結膜炎､遠視､夜盲症	B2
視力が落ちる､眼瞼炎､色盲	Zn Se
視神経の萎縮	B12
色盲､白内障､視神経炎	Zn
視力を良くする	Se Cr
視力低下､ドライアイ､夜盲症	A Zn
視力低下､目が赤い､疲れる	A B2
弱視､ビトー斑	A
弱視､夜盲症､視神経炎	B1
白内障の予防､進行抑制	A B2 葉酸 C E Ca Zn Cu Mn Se
ぼやけて見える	B12
目の組織形成と維持に	B2
目の血膜が過敏	B6
眼が赤い､眼が痒い､眼が熱い	B2
眼の疲れと､視力を快復する	B2
眼がまぶしい､目の潰瘍､緑内障	B2
目が乾く､目が過敏	A Zn
目が弱い､にきびの改善	E
目やに､ものもらいができやすい	A
網膜出血	C Ca
ものもらい､結膜炎	A
緑内障	C Mg Cr

耳

聴力が低下しやすい	A D Mg Mn
難聴､耳鳴り改善に	A Mg Zn Mn
耳の感染､アレルギー性鼻炎	A B6 Zn Mn
メニエル症候群に	B1 Ca
めまい､耳鳴りの改善	B群 B2 B3 B5 B6 B12 CoQ

鼻

酒渣に	B群 B2
鼻声になりやすい	Zn
鼻横の脂症を改善	B2
鼻出血を防ぐ､抗酸化作用	C E ビK
副鼻腔炎になりやすい	A C

口腔

口や咽がひりひりする	A D
口角炎､舌炎､口内炎､口臭	A B群 B2 B3 B6 B12 葉酸 C Zn
舌のただれを治す	B2 B3 B12 葉酸 Fe
青白い唇､舌､歯茎	B2 B12
嚥下困難	Fe
扁桃腺炎	葉酸

話がしにくい	B12
歯周病、歯と歯茎の炎症に	葉酸 C E CoQ Ca Zn
虫歯、歯ぎしり	Ca Mg
歯ぎしりを改善する	B5

甲状腺

甲状腺機能低下症に	B群 B2 B3 C Ca Zn Fe Se
甲状腺機能亢進症に	A B群 B1 B2 B6 CoQ Ca Mg レシチン

心臓

うっ血性心不全	A B群 B1 葉酸 Ca CoQ
狭心症、心筋梗塞	A B群 B3 C E Se Cr CoQ レシチン
心臓病のリスクを下げる	B12 葉酸 ビK CoQ Mg K Cu
心血管傷害	B1 B3 C Ca Mg Cu Cr
心筋梗塞、狭心症	E K Se
心内膜炎に	CoQ Mg
心肥大の改善に	CoQ
心臓の拍出量を高める	B1
僧帽弁の脱出に	CoQ
頻脈	B5 Se
不整脈、動悸に	CoQ Ca Mg K Mn Cu
弱い心筋の改善に	CoQ
動脈硬化症、粥状動脈硬化症	B3 B6 B12 葉酸 ビK CoQ D E Mg Se Cu Cr レシチン
血中ホモシステインを下げる	B6 B12 葉酸
大動脈の動脈瘤予防に	E Cu

血液

息切れ	B12 葉酸 Fe
間欠性跛行	B3 E
鎌型細胞性貧血	Zn
凝血能維持に	ビK Ca Cu
四肢末梢の血流を改善	E
血栓を防ぐ	C E Se
血液循環を良くする	B1 B3 C E Cu
血行を良くし、血栓を防ぐ	C E CoQ レシチン
血管、骨、腱、神経を丈夫に	C Cu
毛細血管の透過性抑制	E
初期肺高血圧症に	CoQ
高血圧	B1 B3 葉酸 C D CoQ Ca Mg K Se Cu レシチン
脳卒中予防	葉酸 D Mg K
酸素の供給を増やす	E Fe
出血が心配	ビK Fe
静脈瘤、いぼ	C Zn
静脈洞炎、肺結核	A
血管炎	Se
赤血球肝臓、口、消化管の健康維持に	B群
赤血球の生成と保守	E
大赤芽球性貧血	B12
鉄欠乏の動悸、息切れ	Fe
低血圧	C B群 B5 K
鉄芽球性貧血症	B6 Fe
鉄欠乏の物忘れ、注意力散漫を改善	Fe
貧血の改善に	B2 B5 B6 B12 葉酸 ビオチン C Mg Zn Cu レシチン
ヘモグロビン生産を促進	C Fe
健全な毛細血管に	C

高脂血症

β-遮断剤HDL低下に	Cr
HDLコレステロールを上げる	B3 C レシチン
コレステロールの酸化防止	E CoQ
LDLコレステロールを下げる	B群 B1 B3 B5 B6 ビオチン C E ビK Mg Cr Cu Se レシチン

酸化

グルタチオンペルオキシダーゼ低下	Se
SOD構成、活性酸素の障害を防ぐ	Zn Mn Cu
活性酸素の傷害を防ぐ	B2 C E Se
ビタミンEの抗酸化作用促進	B2

肺

気管支炎、喘息、炎症性声かれ	C E Mg
肺結核予防	D
慢性肺閉塞症に	CoQ
肺水腫に	Mg CoQ
肺活量低下	Se
嚢胞性繊維症	A B1 B2 B12 ビK C Zn

胃腸

胃腸が感染を受けやすい	A
胃炎、胃潰瘍	A B5 B6 C 葉酸 Zn Cu レシチン
食欲がない	A B1 B2 B3 B5 B6 B12 C Mg Zn
神経性食思不振症に	B群 C K Zn
吐き気	B3 B5 B6 B12 ビオチン Zn
無酸症、萎縮性胃炎に	B12
胸やけ、食欲不振、胃潰瘍	B5 Ca Fe
胃を切除した人に	B12
胃酸が減る、消化不良	B5 B12
消化管の炎症、下痢	Zn
下痢	A B1 B5 ビK B12 D K
脂肪吸収傷害	D E
消化不良、便秘、痔に	A B群 B1 B2 B3 B5 E
慢性胃腸障害、消化不良	C D Zn Fe
痔の改善に	CoQ
痔の出血	ビK
腸管粘膜再生低下	A
潰瘍性大腸炎	B群 B1 葉酸 Mg Zn
大腸炎、便秘、下痢に	E C Ca K Fe Zn
クローン病	A B5 B12 葉酸 E Zn
過敏性腸症候群の改善に	Mg
大腸ポリープを防ぐ	C Ca Se
お腹にガスが溜まる	B5 B6 B12 D
朝に吐き気がする	B6
便秘	B5 B12 葉酸 C K

肝臓

黄疸	ビK
肝臓からのA放出低下	Zn
肝炎	B群 C E
肝炎、黄疸、肝硬変	A B5 B12 C E Zn Se レシチン
肝障害	B1 B2 ビK E Se
解毒力低下	B2 Se
脂肪肝、胆石症	レシチン
胆石、腎石ができやすい	A ビK

脾臓、肝臓肥大	Zn
アルコール中毒の改善	B群 B1 B2 B3 B5 B6 B12 葉酸 ビK Mg K Fe Cr Zn Se レシチン
二日酔いの予防治療に	B5 C K

腎臓

腎機能低下	D
腎結石	B6 葉酸 Ca Mg K
腎結石予防	ビK
腎炎	A C Se レシチン
ネフローゼ	レシチン

膵臓

膵炎	B5 D E Cr レシチン
膵臓機能低下を防ぐ	Se

糖尿病

インスリン抵抗糖尿病の改善	C E Cr
インスリン必要量を減らす	C E Cr
低血糖症	B3 B5 B6 Mg K Cr Mn
糖尿病の手足のしびれと痛みに	B1 B6 B12 ビオチン Mn
耐糖能低下	ビオチン K Zn Cr Mn Cu
血糖改善、境界型糖尿病	B5 ビオチン
Ⅰ型糖尿病進展抑制	B3
Ⅱ型糖尿病	B1 B6 B12 ビオチン C D E CoQ Mg K Cr Zn レシチン

性機能

生理の出血緩和	ビK
月経痛を緩和に	Ca Mg
生理前のうつといらいら	B6
無月経に	Ca Mg
生理痛を軽減する	Fe
生理不順、妊娠しにくい	A B12
少女の生理不順	B6
月経前症候群の緩和に	B6 E Mg Mn Cr
月経困難症に	B群 B3 B6 Mg
月経過剰	A Fe Mn
子宮内膜症	Ca
肛門部、陰部の皮膚炎	B2 Zn
授精能力維持に	Cu
性機能を改善	E Mg
10代の性成熟遅延	Zn
性の未成熟、生理不順	Zn
性機能不全、男性不妊に	B群 C Zn Cr Se Mn
男性不妊、インポテンツ	B12 Zn Se CoQ
健康な前立腺維持	C Zn
前立腺ガンを防ぐ	CoQ C E Zn Se
膣炎、カンジダ感染症	A C E ビオチン
膣が乾く	A
ピル使用者に	B1 葉酸
不感症、メンスの遅れ	Zn

妊娠

低体重出産児に	Cr
出産の近い妊産婦	ビK
妊産婦、月経前症候群に	B群

妊娠、授乳婦に	A B群 B1 B2 B3 B5 B6 B12 葉酸 C E Ca Mg Fe Cr Mn
妊娠悪阻	B6 Ca Mg
妊娠中、閉経期のむくみ	B6
妊婦の吐き気	B6
避妊用ピル摂取者のうつ	B6
不妊、奇形、流産の心配	A E Zn Mn Cr Se
流産の出血緩和	ビK

爪、肌、皮膚

爪が脆い、爪周辺の化膿	A ビオチン Zn
脆い、割れ易い、薄い爪の改善	Ca ビオチン
スプーン爪など爪の障害	Fe
爪に白斑ができる	Zn
爪の障害	A B群 葉酸 Zn Mn
脂が滲む、皮膚が鱗状の湿疹	B6
紫外線から肌を守る	E Se
脂肪腫を治す	レシチン
粘膜の健康増進に	A B1 B2
荒れ肌、脆い爪、爪の白斑	Zn
肌が乾き荒れる	A
肌を美しくする	レシチン
肌の若返り	B5
肌の老化が早い	A C E
眉、耳の後ろ、目、鼻、口の周りに湿疹	B6
火傷、皮膚炎、皮膚ガン	A
皮膚潰瘍、おでき、ひび、あかぎれ	A
火傷、湿疹、乾癬	C
あざが出来やすい	B12
湿疹	B2 E Se
腰、股、腹、に伸縮性の痕	Zn
火傷に	K Cu
皮膚炎、湿疹を改善する	A B群 B2 B3 B6 ビオチン E Zn Se
床ずれ、壊疽	A B2 B3 C ビK Zn Cu
いぼ、たこ、魚の目ができやすい	A
いぼをなおす	A 葉酸
先端皮膚炎、乾癬	Zn
湿疹、膿痂疹、乾癬、いぼ	A
皮膚、粘膜、角膜の保全	A
しもやけ	E
傷の治りを早める	B2 B5 B6 C E Zn
皮膚の潰瘍治療に	A B2 葉酸 ビK E
皮膚の色々な障害	A
掌蹠膿疱症を改善する	ビオチン
白斑の改善に	B群 B6 Cu
ヒップと大腿部に妊娠線	B6 Zn
皮膚が痒い	A C
乾癬	A B1 B5 B12 葉酸 E Zn Se Cr レシチン
膿痂疹、皮膚ガン	C
上腕の外側が鮫肌、鳥肌	A
火傷、手術、外傷、発熱状態の人に	B2
ひび、あかぎれができやすい	A E B6 Zn
湿疹、乾癬、白斑	B5 Se レシチン
ひどい火傷や術後、床ずれ	B12 C Zn
火傷を治し瘢痕を防ぐ	E
打撲傷、床ずれ、潰瘍	C ビK Fe
レーノー病に	B群 B3 E Ca CoQ レシチン

メラノーマ	B6

骨 関節

関節や骨、頭蓋骨の変形	D
関節炎の改善に	A B2 B5 B6 葉酸 C E CoQ Cu Zn Se
変形性関節炎の改善に	B3 C Ca Cu Se
関節の痛み	B5 B6
滑液包炎	B3 B12
グルコサミンの働きを助ける	Mn
結合組織障害、関節炎	C Cu Zn
脊椎の変形予防に	Ca
背骨が曲がる	D
椎間板、軟骨障害に	Mn
骨折、骨棘	Mg
骨折、骨刺の予防治療に	A B5 C Ca Mg Zn
骨折、副腎障害	Zn
骨折、骨軟化症、くる病	A
骨が体重でたわみO、X脚	D
骨軟化症、クル病治療に	D Ca
骨粗鬆症の予防	A B群 葉酸 C D ビK Ca Mg Zn Fe Cu Mn Cr
軟骨の発育	C
骨形成不全	D ビk Zn
リュウマチ様関節炎	B2 B5 葉酸 D Zn Se Mn

筋肉

握力の低下	Se
肩こり、冷え性	B5 E
筋運動がアンバランス	B5 B6 Mn
筋酸素要求量を減らす	E
筋ジストロフィー	A B5 B6 B12 ビオチン C K Se
筋肉のけいれんを防ぐ	B群 B1 B3 B5 D Mg Mn K Zn
筋グリコーゲンの増加	Cr
筋肉の協調不調	B5
筋肉の痛みを緩和する	ビオチン Mg Se
筋肉の弱さを改善	ビオチン D K レシチン
腱反射の減少	B12 K
手根管症候群	B2 B6
靭帯、腱、軟骨の修復に必要	Mn
重症筋無力症	B1 ビオチン E CoQ Mn
繊維性筋痛症に	B群 CoQ Mg
多発性硬化症	A B群 B1 B2 B5 B12 Mn レシチン
チック、けいれんの改善	Mg
遅発性ジスキネジア	レシチン
テタニー	D
捻挫の治療に	Mn
ふるえを緩和	B6 Mg レシチン

手足

足のけいれんを緩和	B2 C
足がひりひり熱くなる	B5
足のむくみ改善に	B6 CoQ
足の潰瘍、壊疽	C Zn
手足の無感覚、ひきつり	B5
こむらがえり	B6
手足の麻痺に	Ca
下肢の脱力	B12
下肢の筋肉が痛む	Se

手足のけいれんを緩和	Ca
手足の運動失調	B12 Mn
手足が虚弱	B12
手足がしびれる、痛む	B1 B2 B5 B6 B12
手足の感覚異常、不安定	B12
手足がいつも冷える	Zn
指の腫れ	B6
よろよろする歩き方	B6 B12
理由なく倒れやすい	B5

運動
運動家のスタミナ、能力を増す	B1 B2 B5 CoQ E Cr Mn Cu
運動神経の不調	B5
激しい運動家の補給に	Mg K Fe

痛み
頭痛、不眠、ゆううつ	A
頭痛	B1 B2 B3 B5 B12 K
頭痛、偏頭痛予防	B2
頭が重い感じに	K
偏頭痛、不眠症	B2 B5 葉酸 C Mg
背痛、腰痛、骨折、骨刺に	A C Ca Mg Zn
膝とくるぶしが痛む	Zn
腰痛、背中の痛みに	B群 B1 B12 E Zn Mn
痛風	C

免疫
胸腺、リンパ腺の萎縮	A Zn
好中球、NK細胞機能低下	Se
抗体産生低下	B5 B6 B12 Se Mn
T細胞、B細胞機能低下	A Zn
白血球の生産低下	B12 葉酸 Cu
マクロファージ、好中球の活性に	A C E Zn Mn
免疫能低下	A B1 B2 B5 B6 B12 葉酸 C D E CoQ Ca Mg Zn Fe Cr Cu
免疫活動による細胞膜障害の保護	E C
ループス	E Se

アレルギー
アレルギーを緩和	A B1 B2 B3 B5 B6 C CoQ Mg K Zn Cu
アトピー性皮膚炎の改善	B5 C E Se Cu
アレルギー性鼻炎	A B5 C Zn Cu
亜硝酸アレルギーを緩和	B12
食物アレルギーに	B群 C
喘息、気管支炎、肺気腫	A B群 Ca
喘息	A B群 B5 B6 B12 C E Ca Mg Mn Se
炎症を緩和する	C Se Mn
炎症性声がれ	A

感染
ウイルス感染予防	A Zn Se
インフルエンザ	A B1 Zn
ウイルスの転写増殖抑制	Se
ウイルス性肝炎	葉酸
抗ウイルス作用	C Zn
エイズの進行を抑える	A B群 B12 C E CoQ Mg Fe Zn Se レシチン

感染しやすい	A B群 B1 B5 B12 D Zn Se Fe
カンジダに感染しやすい	A B群 ビオチン C Ca Mg
風邪、インフルエンザにかかり易い	A B群 C Zn
頻繁に風邪をひく	B5 B6 Zn
風邪、アレルギー性鼻炎に	B群
風邪、咽頭炎を緩和	B5 Zn
グラミシジア、真菌症	Zn
結核	Fe
帯状疱疹	A B群 B1 C E Ca Mg Zn Se
肺炎になりやすい	A C E Se
はしか、水痘	A
肺炎、結核、肺気腫	C
ヘルペス	C Zn Se レシチン
膀胱炎	A B5 C Zn

ガン

痔、ポリープの改善に	Ca
ガンの予防と治療	A B群 ビK C D E CoQ Ca Zn Se Mn
乳ガン、乳腺症	A B6 葉酸 C D E CoQ Se
子宮頚ガンリスク回避	葉酸
膵臓ガンの予防	B12
肝臓ガン	ビK
白血病、ガン	Fe
腸管ガンの予防に	B2 葉酸 Ca
食道ガンの予防に	B2
ニトロソアミン生成を防ぐ	C E
ポリープの改善	A E
肺ガン	A 葉酸 E
大腸、直腸ガン、肺ガンの予防	葉酸 D Ca
DNA、RNA合成、修復	Zn Se

代謝

アミノ酸、タンパク質代謝	B6
多価不飽和油を多く摂った時	E
長期に亜鉛を補給してる人に	Cu
トリプトファンからB3生成	B2 B6
栄養不良、減食の人	Zn Se
脚気	B1
菜食主義者、愛飲家、喫煙者に	B6
純粋な菜食主義者	B12
タンパク質、脂質、糖質代謝促進に	Cr
鉄、カルシウムの吸収を促す	C
糖代謝を促進	Cr
高糖質食	B1
糖質、脂質、タンパク質代謝に	B群
生魚、寿司を良く食べる人に	B1
ペラグラ治療	B3
くる病	D
壊血病	C
B6、葉酸、ビK活性化に	B2
ビタミンA血中濃度維持	Zn
卵白を多く食べたとき	ビオチン
鉄欠乏児童の学習能力低下を改善	Fe
Eと協同、活性酸素の害を防ぐ	Se
高カルシウム血症に	B3 Mg
薬品摂取	B6

体調

朝すっきり起きられない	B5
虚弱	B6 B12 K Cu
術後の組織、皮膚回復に	A B1 C Zn
術後のショックを緩和	B5
組織の修復、維持	B6 葉酸
手術を受ける人	B3 B5 葉酸 ビK Mg K Fe Cu C
体液喪失に補給	K
痛風	A C 葉酸
乗り物酔い	B1 B6
慢性消耗性疾患に	B群 B2 B3 B5 B12 Mg Fe Zn
体重不足	A B12 Zn
体重を減らし筋肉を増やす	Cr
冷え性	B3 E CoQ
肥満	B群 C CoQ Cr
細胞の分化、成長、修復促進	Zn
慢性疲労症候群に	A B群 Mg K CoQ レシチン
むくみを改善	B1 B12 Ca Mg K CoQ
長期利尿剤使用者に	Mg
利尿作用	B6 C E

子供

子供がウイルスに感染し易い	A
子供の学習不能、自閉症	B1 B6
胎児奇形リスクの予防	A B群 葉酸
小児の成長に伴う関節の痛み	Zn
小児の成長が遅れる	A B群 B2 B5 B6 B12 D E Ca Zn Cr Mn レシチン
幼児の歯形成が遅れる	D
発育骨端の石灰化が遅延	D
発育、細胞再生の障害	B1 B12 Fe Se
幼児の健康に	ビK
2〜24ヶ月の赤ちゃんに	Fe
過動症、てんかん症状	B3 B6 Ca Mg
小児の頻繁な中耳炎	Zn
乳児の突然死	Se
子供の腹痛に	K
幼児のぼんやり	D
未熟児のE欠乏を防ぐ	E
乳児のむずがり、けいれん	B6

加齢

50才以上の年輩者	B12 Zn
55才以上の女性の健康に	Ca
40才以降に必要性が高まる	CoQ
老化を遅らせる	B群 ビK C E CoQ Se
アルツハイマー病に	B群 B1 B2 B6 B12 葉酸 E CoQ Se レシチン
物忘れ、ボケ、老化に	B群 B1 B12 葉酸 Zn Mn
寿命が短くなる	Se Cr
年輩者のうつ、精神錯乱、記憶低下	B群 B12
老人の背の縮みを防ぐ	A C Ca
高齢者に必要	B2 B6 B12 葉酸 C ビK K Fe Cr

更年期

更年期の疲労、情緒安定に	K
更年期症状を改善	B6
更年期のほてり緩和	E
更年期、肥満	レシチン

汚染	
重金属の毒性が出やすい	Se
鉛中毒、水銀中毒	C Ca Mg レシチン
カドミウム、水銀吸収阻害	Ca
化学物質過敏症に	Cu
コーヒー多飲の神経障害に	B1
タバコ依存症に	B群 B6 B12 葉酸 C Se
大気汚染から肺を守る	E Se
中華料理症候群	B6

註
A:ﾋﾞﾀﾐﾝA　C:ﾋﾞﾀﾐﾝC　D:ﾋﾞﾀﾐﾝD　E:ﾋﾞﾀﾐﾝE　ﾋﾞK:ﾋﾞﾀﾐﾝK　CoQ:ｺｴﾝﾁｰﾑQ
B群:B1 B2 B3 B5 B6 B12 葉酸 ﾋﾞｵﾁﾝ
Ca:ｶﾙｼｳﾑ　Mg:ﾏｸﾞﾈｼｳﾑ　K:ｶﾘｳﾑ　Fe:鉄　Zn:亜鉛　Se:ｾﾚﾝ　Cr:ｸﾛﾑ　Mn:ﾏﾝｶﾞﾝ　Cu:銅
　　B群 B1・・・B群をベースにB1を余分に加えること

参考文献

「医科生理学展望」WILLIAM F GANORG 松田・市岡・東・林・菅野・佐藤・中村共訳 （丸善）
「免疫学イラストレイテッド」第5版　ROITT BROSTOFF MALE　多田富雄監訳（南江堂）
「ビタミン学Ⅰ.Ⅱ」日本ビタミン学会
「食品の微量元素含量表」鈴木泰夫(第一出版)
「国民栄養の現状」　平成11年版　健康・栄養情報研究会編　（第一出版）
「新ビジュアル食品成分表」　五訂　科学技術庁資源調査会編　（大修館書店）
「日本人の栄養所要量」　六訂　健康・栄養情報研究会編　（第一出版）
「ビタミン」日本ビタミン学会
「ビタミンの辞典」日本ビタミン学会、朝倉書店
「NEW ENCYCLIPEDIA VITAMINS, MINERALS, SUPPLEMENTS, HERBS」NICOLA REAVLEY　（M. EVANS）
「THE COMPLETE ENCYCLOPEDIA OF NATURAL HEALING」GARY NULL　（KENSINGTON）
「PRESCRIPTION FOR NUTRITIONAL HEALING」　JAMES F. BALCH　（AVERY）
「RINDA PAGE'S HEALTHY HEALING」　LINDA PAGE (TRADITIONAL WISDOM)
「WOMEN'S ENCYCLOPEDIA OF NATURAL MEDICINE」　TORI HUDSON　（KEAT）
「THE COMPLETE ILUSTRATED GUID TO NUTRITIONAL HEALING」DENISE MORTIMORE　（BARNES）
「PROFESSINAL GUIDE TO CONDITION HERB & SUPPLEMENT」　（INTGURATIVE MEDICINE）
「PDR FOR NUTRITIONAL SUPPLEMENT」（MEDICAL ECONOMICS）
「ESSENTIAL OF HUMAN NUTRITION」　JIM MANN　（OXFORD）
「ALTERNATIV MEDICINE」　DEEPAK CHOPRA　（BURTON GOLDBERG）
「HEALING WITH VITAMINS」　（PREVENTION）
「THE COMPLETE NUTRITIONAL SUPPLEMENT BUYER'S GUIDE」　DANIEL GASTELU　（THREE RIVERS）
「ESSENTIAL GUIDE TO VITAMIN AND MINERAL」　ELIZABETH SOMER　（HARPER PERENNIAL）
「NUTRACEUTICALS THE COMPLETE ENCYCLOPEDIA OF SUPPLEMENT..」ARTHUR ROBERT（PERIGEE）
「CLINICAL PEARLS NEWS」　（I.T.SERVICES）

著者の略歴
1945年　岐阜薬学専門学校(現岐阜薬科大学)卒業
　同年　塩野義製薬株式会社
1966年　同社退社
　同年　川口市で薬局開設，栄養及び漢方を研究
著者のホームページ
http://www.bekkoame.ne.jp/ro/t-fukui/

薬剤師がすすめる
ビタミン・ミネラルの使い方　第2版

平成13年10月31日　　発　　行
平成28年12月30日　第8刷発行

編著者　福　井　　透

発行者　池　田　和　博

発行所　丸善出版株式会社
〒101-0051　東京都千代田区神田神保町二丁目17番
編集：電話 (03)3512-3261／FAX (03)3512-3272
営業：電話 (03)3512-3256／FAX (03)3512-3270
http://pub.maruzen.co.jp/

© Toru Fukui, 2001

印刷・富士美術印刷株式会社／製本・株式会社 松岳社
ISBN 978-4-621-30130-2　C0047　　　Printed in Japan

本書の無断複写は著作権法上での例外を除き禁じられています．